현대 가정의학 시리즈 ⑨

온 가족이 다함께 건강한 한 평생을!!

냉증치료법

완벽한 사진해설

현대건강연구회 편

太乙出版社

머 리 말

　냉증이란 것을 의학적으로는 '냉각과민증'이라고 한다. 그러나 이런 명칭으로 부르는 것은 극히 드물며, 일반적으로는 '냉증' 혹은 '냉성'이라고 하고 있다. '냉성'이란 '차가워지기 쉬운 성분'이라는 것이며, 이렇게 부르는 편이 옳다고 주장하는 전문가도 있다.
　냉증으로 고생하는 사람은 압도적으로 여성이 많으며, 1094명의 여성을 대상으로 행한 어느 조사에 의하면, 약 55%가 냉증이 있었다고 한다. 남성에게도 없을 리는 없겠지만, 그 수는 적으며 냉증을 호소하는 남성이 있으면 '여성 호르몬이 너무 많은 것인가'라든가 '피하지방이 너무 많다'는 식으로 놀림을 받는 일도 있는 것 같다.
　냉증은 본인에게 있어서는 불쾌하고 괴로운 증상이고 경험한 사람이 아니면 그 괴로움을 모른다. 게다가 냉증이 있다고 해서 생명에 지장을 초래하거나 중대한 장해를 일으키는 일도 없기 때문에 주위 사람들에게 제대로 아픈 사람 대접도 받을 수 없다는 억울함도 있다. 의사에게 가도 만족할 만한 치료를 받을 수 없다.
　의사의 입장에서는 꼭 고쳐드리고 싶다고 생각하지만, 냉증에 대한 이렇다 할 결정적인 치료법이 없기 때문에 본의 아니게 환자에게 불만을 안겨주는 결과가 되어 버리는 것이다. 환자쪽도 그것을 납득해서인지 아니면 지압을 사용하거나 참는 탓으로 냉증만을 호소해 오는 환자는 극히 적다. 생리 불순, 생리통, 불임증, 갱년기 장해 등을 호소해온 사람들에게 질문하는 동안 냉증이 있다는 것을 알게 되는 경우가 태반이다.

거꾸로 냉증의 대부분은 무언가의 증상을 동반하고 있다고 말해도 괜찮을 지도 모른다.

불임으로 고민하는 환자중 이런 분이 있었다. 이분은 냉증도 앓고 있었는데 허리, 다리의 냉증이 너무 심해 '당신과 함께 자면 몸이 차가워져서 잘 수 없게 된다'는 말을 남편에게 들어 잠자리를 따로 해 버렸다고 한다. 이 부부의 경우는 냉증 때문에 문자 그대로 부부 관계에 금이 간 경우로 그까짓 냉증이라고 방치해 둘 수는 없다.

부부간의 문제로까지 발전하고 있는 이 냉증, 그러면 어떻게 해야 좋을까? 나는 앞에서 냉증에 결정적인 치료법이 없다고 말했다. 냉증이라고 하는 것은 차가워지기 쉬운 성질이기 때문에 이것을 근본부터 치료하는 것은 그렇게 간단한 일이 아니다. 그러나 이러한 문제는 오히려 동양의학의 가장 자신있는 부분이다. 냉증환자에게 한방약이나 함치료(鍼治療)를 행해서 좋아진 케이스를 다수 경험했다. 정말 괴롭다고 생각하시는 분은 동양의학의 전문가에게 치료를 받아 보는 것도 좋을 것이다. 또한 동양의학적인 치료중엔 뜸, 지압, 마사지 등 혼자 할 수 있는 방법이나 가족들에게 받을 수 있는 방법이 많이 있다. 혹은 옛날부터 전해져 온 민간요법 중에도 효과 있는 것이 적지 않다.

이 책에서는 스스로 할 수 있거나 가족들에게 받을 수 있고, 게다가 효과가 인정되는 냉증의 치료법을 설명하고 있다. 꼭 시행해 보기 바란다. 물론 어느 방법이 되었든 한두번 실시해서 좋아지는 일은 없다. 냉증의 치료는 끈기있게 계속하는 것이 중요하며, 작심삼일로 끝나지 않도록 습관들이는 노력을 하시기 바란다.

역시 단순한 냉증이라고 생각하고 있어도, 그 그늘엔 무서운 병이 숨어 있는 일이 있으므로 안심하는 의미에서도 반드시 한 번은 의사의 진찰을 받아 두길 바란다.

편자 씀

차례 *

머리말 ·· 7

누구나 쉽게 이용할 수 있는 냉증의 치료방법

* 냉증의 치료방법
당신의 몸은 특히 어느 곳이 차가와지기 쉬운가 ················ 14

① 따뜻하게 해서 치료한다
드라이어로 허리·다리를 따뜻하게 한다·················· 17

② 따뜻하게 해서 치료한다
더운 물수건으로 허리를 정성껏 따뜻하게 한다················ 20

③ 따뜻하게 해서 치료한다
쓰고 버린 손난로 각로를 능숙히 사용한다·················· 23

④ 따뜻하게 해서 치료한다
발 닦는 것으로 전신의 혈액순환을 좋게 한다 ················ 26

⑤ 따뜻하게 해서 치료한다
약초 목욕으로 몸을 정성껏 따뜻하게 한다·················· 29

① 자극법으로 치료한다
발바닥을 밟아서 울혈을 제거한다 ···················· 32

② 자극법으로 치료한다
발바닥을 문질러 풀어준다 ························ 35

③ 자극법으로 치료한다
마른 수건 마찰로 피의 순환을 좋게 한다 ················· 38

④ 자극법으로 치료한다
냉기를 처음부터 단절시키는 마사지 ···················· 41

* 차례

1 급소요법으로 치료한다
냉증의 특효 급소를 찾는 법 …………………………………… 44

2 급소요법으로 치료한다
뜨겁지 않은 뜸 '생강뜸'이 제일 ……………………………… 50

3 급소요법으로 치료한다
능숙하게 지압하는 좋은 요령 ………………………………… 53

4 급소요법으로 치료한다
지압 효과를 높이는 간단한 체조 …………………………… 58

1 증상별·냉증의 치료법
어깨 결림을 동반할 때 ………………………………………… 63

2 증상별·냉증의 치료법
빈혈을 동반할 때 ……………………………………………… 66

3 증상별·냉증의 치료법
두근거림·호흡 곤란을 동반할 때 …………………………… 69

4 증상별·냉증의 치료법
현기증을 동반할 때 …………………………………………… 72

5 증상별·냉증의 치료법
불면·초조를 동반할 때 ……………………………………… 75

6 증상별·냉증의 치료법
설사·변비를 동반할 때 ……………………………………… 78

7 증상별·냉증의 치료법
생리불순·생리통을 동반할 때 ……………………………… 81

차례 *

8 증상별・냉증의 치료법
요통을 동반할 때 ································· 84

9 증상별・냉증의 치료법
두통・머리 무거움을 동반할 때 ················· 87

10 증상별・냉증의 치료법
머리로 피가 올라가거나 얼굴 화끈거림을 동반할 때 ·········· 90

11 증상별・냉증의 치료법
눈의 피로・통증을 동반할 때 ······················ 94

* 냉증의 치료방법
냉증을 치료하는 가벼운 체조 ······················ 96

냉증 체질을 근본적으로 개선하기 위한 이론편

1 냉증의 원인과 그 대책
자율신경 실조증 ································· 100

2 냉증의 원인과 그 대책
갱년기 장해 ···································· 104

3 냉증의 원인과 그 대책
심신증(心身症) ·································· 107

4 냉증의 원인과 그 대책
저혈압증(低血壓症) ······························· 110

5 냉증의 원인과 그 대책
빈혈(貧血) ······································ 114

* 차례

6 냉증의 원인과 그 대책
냉방병(冷房病) ·· 118

7 냉증의 원인과 그 대책
방치해 두면 위험한 병 ·· 121

* 냉증의 치료방법
병원에서는 이렇게 치료한다 ·· 125

* 냉증의 치료방법
냉증인 여성은 기초체온을 측정하라 ···························· 128

* 냉증의 치료방법
비타민 E는 냉증에 효과가 좋다 ··································· 131

* 냉증의 치료방법
계속되는 냉증에 확실한 효과를 발휘하는 한방약 ········ 135

* 냉증의 치료방법
냉증을 치료하는 식품, 조장하는 식품 ·························· 142

* 냉증의 치료방법
마음의 긴장을 풀고 냉증을 치료하는 자율훈련법 ········ 146

* 냉증의 치료방법
냉증을 근본부터 퇴치하는 생활 대책 ·························· 150

누구나 쉽게 이용할 수 있는
냉증의 치료법

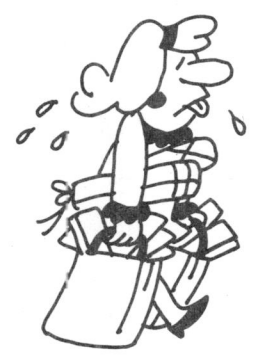

냉증의 치료방법

당신의 몸은 특히 어느 곳이 차가워지기 쉬운가

　냉증이라고 하는 것은 '몸의 어느 장소가 특히 차갑게 느껴지는' 것을 말한다. '몸 전체는 차갑지 않은데 손이나 발, 허리가 이상하게 차갑다'든가, '허리가 차가워져서 곤란하다'는 경우이다. 사람에 따라서는 '허리에 구멍이 뚫려 있어서 그 속을 바람이 통과하는 것 같다'고 표현하는 분도 있다. D대학에서 실시한 조사에 의하면, 여성 중 54.5%가 냉증이 있었다고 보고되어 있다. 그런 대부분의 사람들은 옷을 두껍게 입는다, 양말을 껴신는다, 손난로를 사용한다는 등으로 참고 있는 듯하지만 그 중에는 냉증이 걱정이 되어서 일이 손에 잡히지 않는다든가, 밤에 푹 잘 수 없기 때문에 피곤해 죽겠다는 사람도 있다. 냉증으로 치료가 필요한가 어떤가는 환자가 느끼는 정도(감수성) 즉, 참을 수 있는가 어떤가에 달려 있다.

많은 것은 허리와 다리의 냉증
　앞의 D대학의 조사에 따르면 냉기를 호소하는 몸의 부분 중 가장 많은 것은 허리이고, 이하 다리, 대퇴를 위주로 하는 하지, 손의 순이 된다. 게다가 차가워지는 부분이 두 군데 이상되는 사람이 대부분으로, 한 군데만인 사람은 조금밖에 없다. 개중에는 6군데나 걸쳐 냉을 호소하는 사람도 있다고 한다. 또 냉증인 사람들은 냉기 외에 가슴의 두근거림, 어깨결림, 머리로 피가 올라가거나, 두통, 불면 등의 자율신경실조증상을 호소하는 사람이 많은 것이 눈에 띈다.

 냉기를 호소하는 부분의 피부온도를 재는 조사도 실시되어 있는데, 그것에 의하면 역시 대부분의 경우, 냉기를 호소하는 부분쪽이 다른 부분보다 낮다는 것이 밝혀져 있다. 이것은 말초혈관이 좁아져서 혈액순환이 불충분하게 되었기 때문인데, 그 원인은 자율신경 실조에 의한 것이라 생각해도 좋을 것 같다.

여름에도 차가와지는 사람이 늘어나기 시작했다

 냉증은 추운 계절에 일어나는 경우가 대부분이지만, 개중에는 일년 내내 차갑다고 하는 사람도 있다.

 냉방의 보급도 관계가 있겠지만, 여름에도 냉증을 호소하는 사람이 늘고 있다고 일컬어지고 있다.

 냉기를 호소하는 비율을 계절별로 보면, 다음과 같이 된다.

- 겨울만 35%
- 겨울과 가을 32%
- 겨울과 봄 4%
- 겨울 · 가을 · 봄 6%
- 1년 내내 23%

 연령적으로는 19세 이하의 사춘기와 40대 중반 이후의 소위 갱년기에 많은 것이 현저하다.

 사춘기나 갱년기는 호르몬의 밸런스가 흐뜨러지기 때문에 자율신경실조가 일어나기 쉽고, 냉증도 그것에 의해서 일어나는 거라고 생각해도 좋을 것이다.

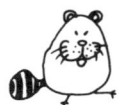

압도적으로 차가와지는 것이 허리와 다리. 19세 이하와 40대 중반 이후의 여성에게 많이 볼 수 있다.

• 냉기를 느끼기 쉬운 부위 •

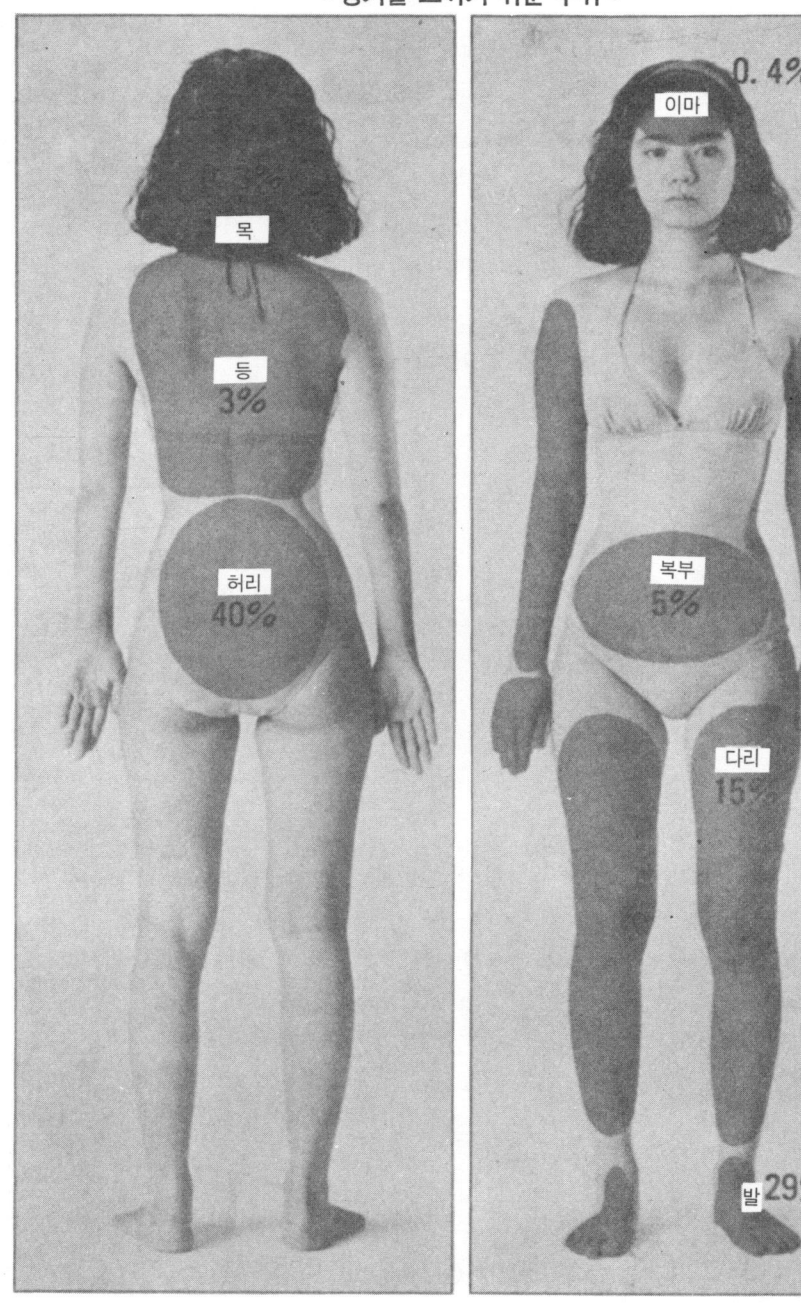

① 따뜻하게 해서 치료한다

드라이어로 허리·다리를 따뜻하게 한다

냉증의 대부분은 말초의 가느다란 혈관이 수축되어 혈류가 나빠지고 있기 때문에 일어난다.

그러므로 반대로 그 부분을 따뜻하게 해주면 가느다란 혈관이 확장해서 혈류가 좋아지고, 냉증도 자연히 좋아지기 시작한다. 그리고 동양의학에서 말하는 급소를 자극하는 일이 되기도 하고 전신의 기능을 높이는 효과도 기대할 수 있다.

따뜻하게 하는 방법은 여러가지 있지만 여기에서는 우선 손쉽게 할 수 있는 헤어 드라이어에 의한 온열 치료법부터 소개하겠다.

이것은 가정용의 헤어 드라이어를 사용해서 불어나오는 온풍으로 차가워진 부분을 따뜻하게 하는 방법이다.

발바닥을 따뜻하게 한다

① 의자에 앉아서 한쪽 다리를 반대쪽 다리의 무릎에 얹는다. 책상다리를 한 자세로 한쪽 다리를 반대쪽의 대퇴부에 얹어도 괜찮다.

② 헤어 드라이어를 온풍으로 하고 스위치를 넣어 불어나오는 바람으로 발바닥 전체를 따뜻하게 한다.

③ 발바닥의 중앙에 있는 급소인 용천의 주변을 특히 잘 덥히자.

④ 한쪽 발바닥 전체가 뜨겁게 느끼게 되면, 좌우 발을 교대해서 마찬가지로 온풍을 쐬어서 따뜻하게 한다.

⑤ 좌우 발을 교대로 하면서 각각 3회씩 행한다.

뒤허리를 따뜻하게 한다

① 혼자서 따뜻하게 할 수 있을 때는 높지 않은 의자(스툴등)을 이용해서 앉는다. 등받이가 있는 의자라면 옆으로 앉는다.

될 수 있으면 가족에게 부탁하는게 좋으며, 이 경우에는 바닥에 엎드린다.

② 의류를 걷어 올리거나 해서 허리를 내놓고, 늑골 하단 주변부터 꼬리뼈가 있는 엉덩이 부분까지 뒤허리를 구석구석까지 따뜻하게 한다.

③ 한군데가 뜨거워질 때까지 온풍을 쐬었으면 조금씩 장소를 옮겨가며 3회 정도 반복한다.

④ 특히, 허리 신유와 선골부(仙骨部)를 중점적으로 덥혀준다.

배를 따뜻하게 한다

① 의자에 앉건, 바닥에 앉건 몸을 뒤로 젖히고 누운 상태에서 해도 상관없다.

② 옷을 치우고 하복부를 내놓은 다음 배꼽의 약간 윗부분부터 음모가 난 주변까지 하복부 전체에 온풍을 쐰다.

③ 뜨겁다고 느껴질 때까지 열을 가하면서 조금씩 장소를 이동해 가며 전체를 3회 정도 따뜻하게 한다.

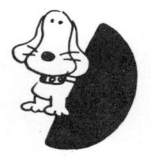

드라이어로 손쉽고 간단하게 발바닥과 허리, 배를 따뜻하게 한다.

• 다리, 허리, 복부를 따뜻하게 해서 혈행을 좋게 한다 •

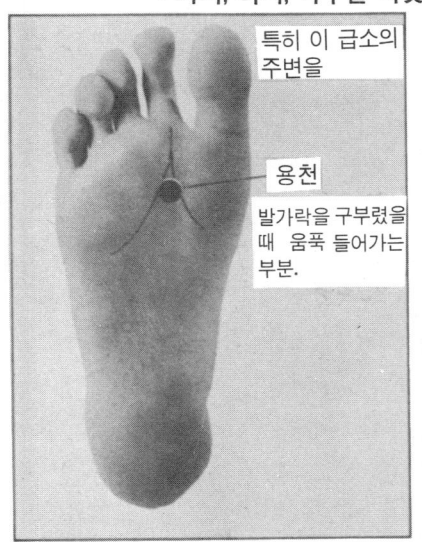

특히 이 급소의 주변을

용천

발가락을 구부렸을 때 움푹 들어가는 부분.

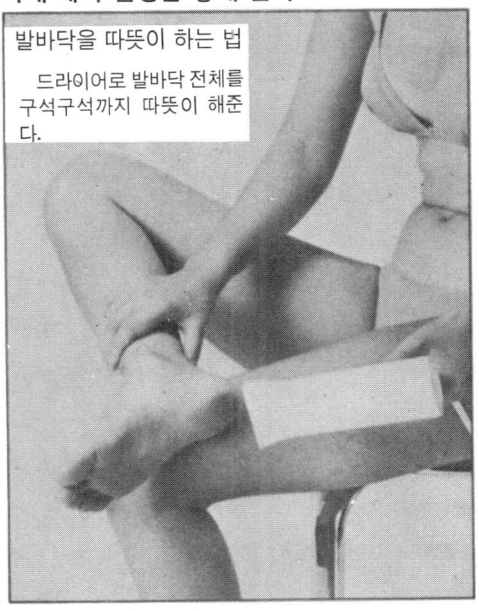

발바닥을 따뜻이 하는 법

드라이어로 발바닥 전체를 구석구석까지 따뜻이 해준다.

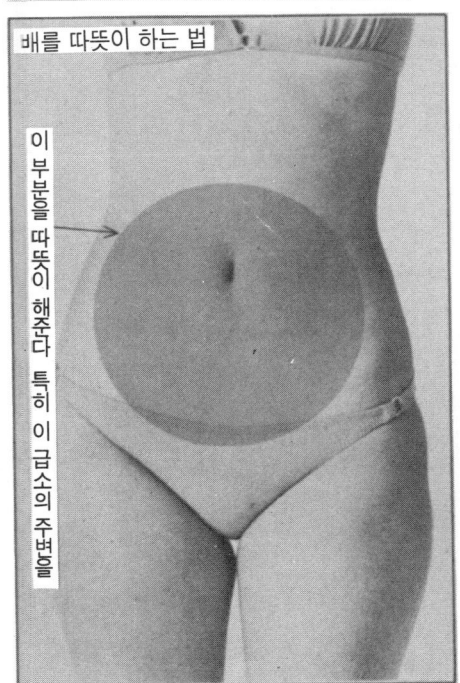

배를 따뜻이 하는 법

이 부분을 따뜻이 해준다 특히 이 급소의 주변을

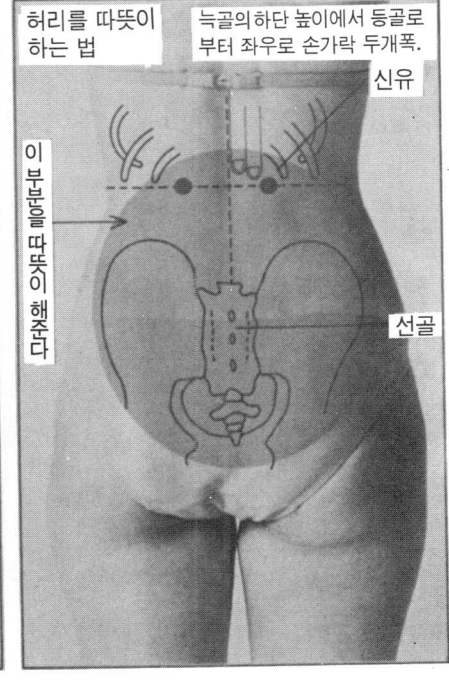

허리를 따뜻이 하는 법

늑골의 하단 높이에서 등골로부터 좌우로 손가락 두개폭.

신유

이 부분을 따뜻이 해준다

선골

② 따뜻하게 해서 치료한다

더운 물수건으로 허리를 정성껏 따뜻하게 한다

　따뜻하게 하는 방법에는 '건열'에 의한 것과 '습열'에 의한 것이 있다. 건열이라는 것은 헤어 드라이어나 담요 등을 사용한 것인데 말 그대로 건조한 열이고, 증기타올이나 뜨거운 팩을 사용한 더운 물수건이나 목욕 등은 습기가 있는 열, 즉 습열에 포함된다.
　양자를 비교해 보면 건열쪽은 따뜻이 하는 효과가 심부(深部)까지 미치지 않는다는 경향이 있지만, 손쉽게 할 수 있다는 것이 큰 장점이다. 한편 습열이라는 것은 심부까지 잘 따뜻이 하는 효과는 높은 것이지만, 준비하는데 수고가 든다는 점에서 떨어진다.
　효과를 제일로 생각하면 습열로 따뜻이 하는 것이 좋으며, 특히 허리가 냉한 경우에는 심부까지 따뜻하게 해주는 편이 효과가 있으므로 습열을 이용하는 것이다.

증기 타올을 사용한 더운 물수건

　습열로 따뜻하게 하려면 증기 타올을 이용한 물수건이 비교적 쉽게 할 수 있으므로 그것을 권할 수가 있다.
　① 보통 사이즈의 타올을 4~5매 준비한다.
　② 이것을 찜기에 넣고 증기가 오르고 나서 5분 정도 쪄지면 타올에 열이 잘 통과한다.
　③ 증기가 오른 타올 중 1매를 펴서 피부에 닿아도 뜨겁지 않을 정도

로 식힌다.

④ 다 식은 타올을 4겹으로 접어서 그 위에 뜨거운 타올을 마찬가지로 4개 접어 겹친다. 이것을 비닐 봉투에 넣든가 비닐 보자기로 싼다.

⑤ 엎드려서 허리를 내놓고, 식은 타올을 밑에 넣고 타올을 얹는다.

⑥ 10~15분간, 타올이 식기 시작할 때까지 정성껏 따뜻하게 한다.

⑦ 따뜻하게 하는 것을 끝냈으면 타올을 얹어 땀이 배어 있는 부분을 마른 수건으로 잘 닦아 둔다.

⑧ 그런 다음 화장용의 크림을 따뜻해진 허리 부분에 잘 발라두면 열이 달아나지 않아 오래도록 따뜻함이 유지된다.

다리도 따뜻히 해주면 보다 효과적

여성의 냉증에선 골반내에 혈액이 엉켜있는 수가 많다고들 말하고 있다. 젖은 물수건을 사용하면, 골반내의 깊은 곳까지 따뜻해지므로 혈액순환이 촉진되어 혈액의 울체도 개선된다. 그 결과 따뜻해진 혈액이 발끝에도 흘러서 다리의 냉증도 좋아지는 것이다.

이 방법으로 허리를 따뜻하게 했어도 아직 허리와 다리의 냉기가 좋아지지 않는 사람은 꽤 중증(重症)의 냉증이라고 해도 좋을 것이다.

이 경우에는 앞페이지나 다음의 페이지에서 말하는 방법으로 다리도 함께 따뜻하게 한다.

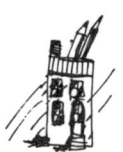

몸의 깊은 곳까지 덮히려면 증기타올이 제일. 허리에 닿는 부분의 타올은 식혀서 사용한다.

• 온습포의 사용법 •

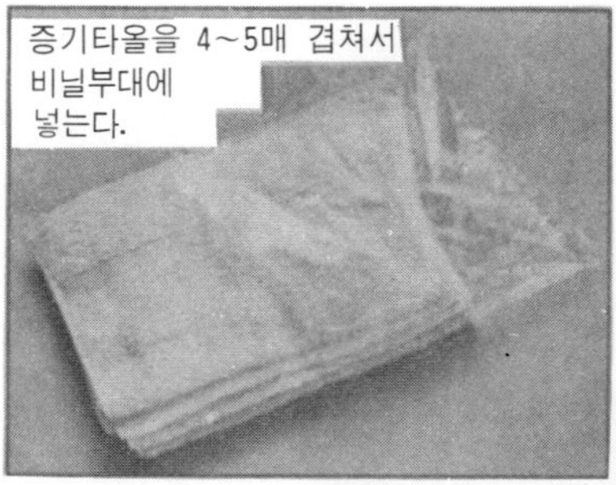

증기타올을 4~5매 겹쳐서 비닐부대에 넣는다.

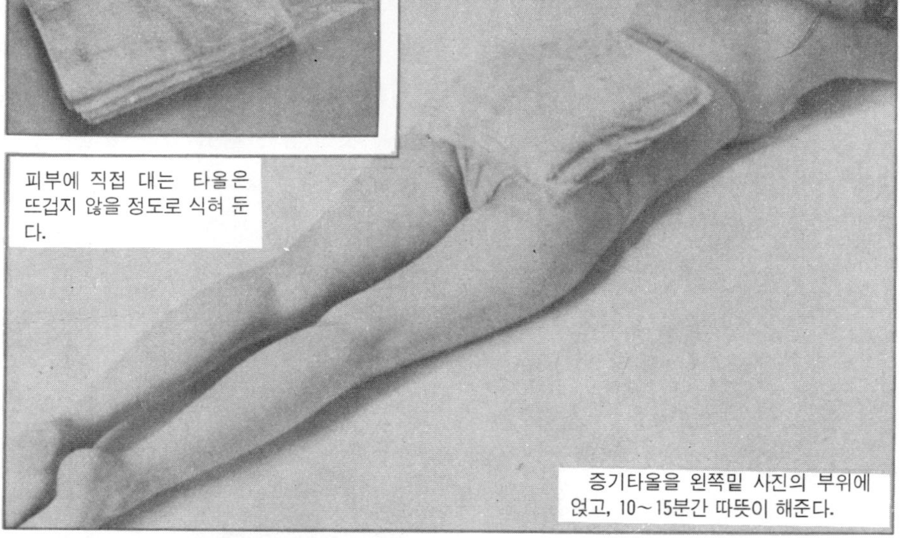

습포(물수건)을 대는 법

피부에 직접 대는 타올은 뜨겁지 않을 정도로 식혀 둔다.

증기타올을 왼쪽밑 사진의 부위에 얹고, 10~15분간 따뜻이 해준다.

타올로 따뜻이 하는 부위

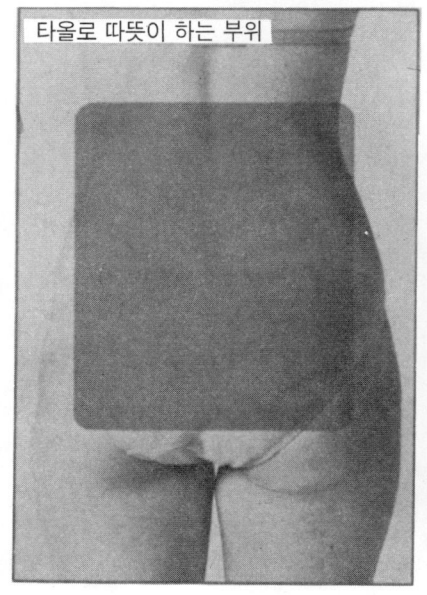

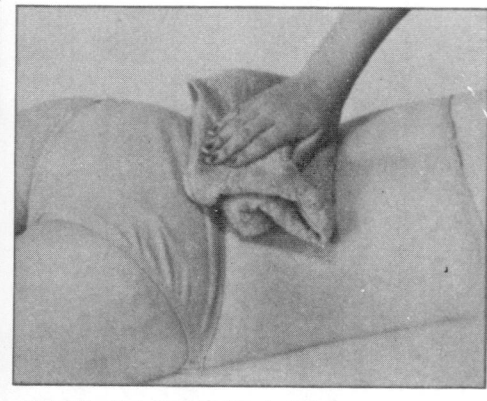

끝난 뒤는 식지 않도록 땀을 잘 닦아 둔다.

③ 따뜻하게 해서 치료한다

쓰고 버린 손난로 각로를 능숙히 사용한다

　드라이어나 증기 타올만이 아니라 시중에서 판매하는 손난로나 쓰고 버린 손난로, 뜸질기 등을 이용하는 것도 좋을 것이다. 어느 것이든 먼저 말한 건열이지만, 심부(深部)까지 상당히 따뜻하게 해 줄 수가 있다. 게다가 의복을 입은 채로 할 수 있다는 점이 손쉽고 편리하다.
　사무실에서 일을 하면서, 혹은 가사를 하면서 냉증을 격퇴하자.

손난로로 따뜻하게 한다
　① 손난로나 뜸질 기구를 의복 사이로 뒤허리에 넣어 선골(仙骨)부분에 대고 잘 덥힌다.
　② 뜨거워졌으면 적당히 이동시켜서 선골을 중심으로 뒤허리를 따뜻하게 해 준다.
　③ 다음에 손난로를 배쪽에 이동시킨다.
　④ 배의 배꼽을 중심으로 그 주변을 따뜻하게 해준다.
　⑤ 배가 따뜻해졌으면 다시 뒤허리로 이동한다.
　이렇게 해서 허리와 배를 3회 정도씩 따뜻하게 했으면, 골반내의 울혈도 풀어져 발까지 따뜻해질 것이다.
　⑥ 그러나 그때도 아직 발이 따뜻해지지 않는 사람은 다시 발바닥을 따뜻하게 해주면 좋을 것이다.
　⑦ 또한 허리나 배를 따뜻이 해주면서 동시에 대나무밟기나 발바닥을

쇠망치 등으로 때리는 등 발바닥을 자극하면 효과가 한층 더해진다.

적외선 각로로 따뜻하게 한다

가정용 적외선 각로를 이용해서 허리나 배를 따뜻이 하는 방법도 있다. 적외선은 피부를 통해서 속으로 스며들어가기 때문에 건열이지만 어느 정도 심부까지 따뜻하게 할 수가 있다.

최근에는 원적외선을 이용한 스토브 등도 시판되고 있는데, 원적외선을 보다 깊숙히까지 통과해서 심부를 따뜻하게 해주는 것이 효과가 높다고 한다.

① 20cm 정도의 높이로 책을 겹쳐서 각로의 네 다리 밑에 깔고 각로의 위치를 높힌다.

② 엎드려서 허리를 내놓고 각로에 들어가 선골부를 중심으로 따뜻하게 한다.

③ 허리가 따뜻해졌으면, 천정을 보고 누워서 이번에는 배를 드러내고 배꼽과 주변을 따뜻하게 해준다.

④ 배가 따뜻해졌으면 다시 엎드려서 허리를 따뜻이 해준다.

⑤ 허리와 배를 교대로 3~4회 따뜻이 했으면 자연히 냉기도 사라질 것이다. 또한 보통 각로에 들어갈 때는 양말은 벗고 발바닥을 직접 적외선에 쬐어 주도록 한다.

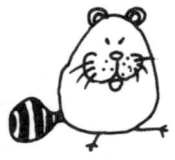

사용하고 버린 손난로라면 일하는 중에도 OK. 등과 배를 교대로 따뜻이 해준다. 각로도 좋다.

• 쓰고 버린 손난로를 사용하는 방법 •

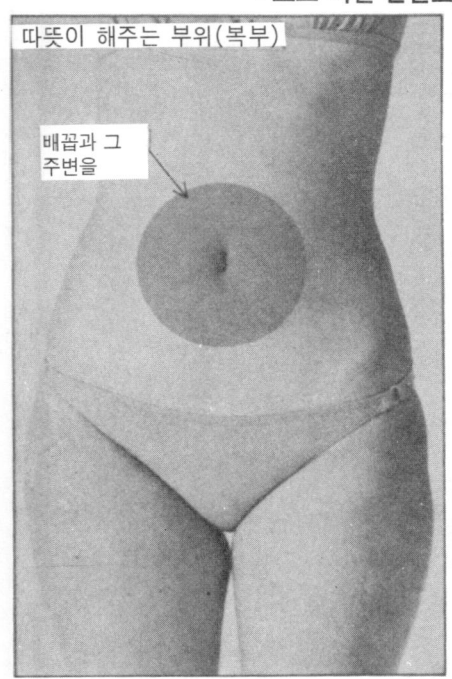

따뜻이 해주는 부위(복부)

배꼽과 그 주변을

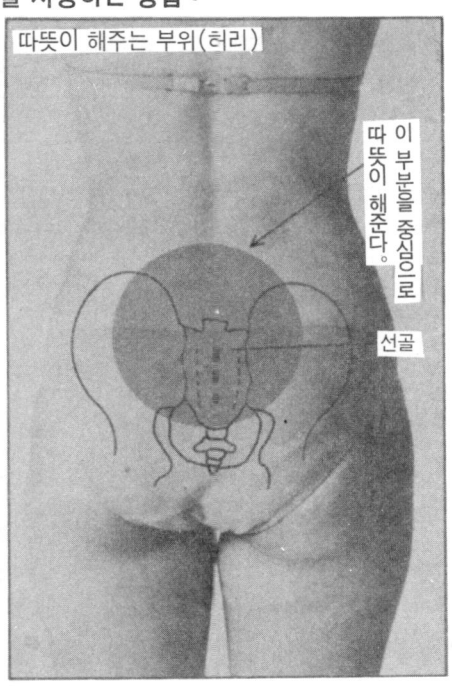

따뜻이 해주는 부위(허리)

이 부분을 중심으로 따뜻이 해준다.

선골

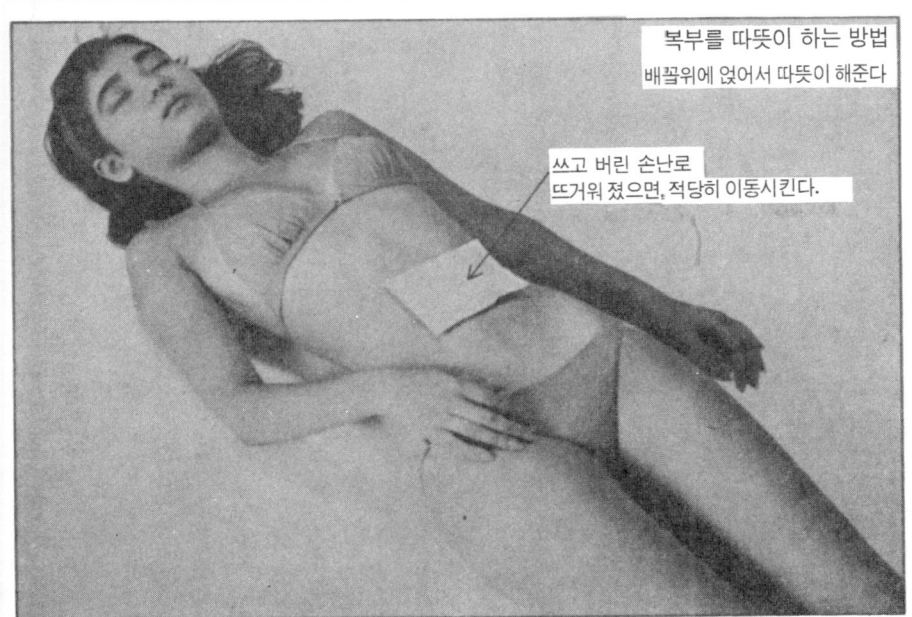

복부를 따뜻이 하는 방법
배꼽위에 얹어서 따뜻이 해준다

쓰고 버린 손난로 뜨거워 졌으면, 적당히 이동시킨다.

④ 따뜻하게 해서 치료한다

발 닦는 것으로 전신의 혈액순환을 좋게 한다

　발을 닦는 일도 또한 냉증을 개선하는데 무척 효과가 있다. 발의 심부까지 따뜻해지기 때문에 혈관이 확장되어 심장에서 가장 먼 다리에 막혀 있던 혈액이 흐르기 시작해 전신의 혈액순환이 좋아진다. 따뜻해진 혈액이 몸전체를 순환하기 때문에 전신이 따뜻해지고 허리가 냉한 사람에게도 효과를 가져온다.

　'두한족열(頭寒足熱)'이라고 일컬어지듯이 다리를 따뜻하게 하는 것은 건강상 아주 좋은 일이다. 고혈압인 사람에게도 권할 수 있으며, 무릎이나 허리의 통증에 대해서도 환부의 혈액순환을 좋게 해서 통증을 약화시키는 일이 있다. 서서하는 일이나, 장거리를 걸은 뒤의 다리의 피로를 푸는 데에도 효과가 좋다. 몸전체를 따뜻하게 하기 위해서는 입욕(入浴)이 좋지만 발을 씻는 일은 손쉽게 할 수 있다는 점에서 뛰어나다. 실시 후 한기를 느끼는 일도 없기 때문에 추운 계절에는 안성마춤이다.

효과적인 발 닦는 법
　① 약간 깊은 양동이를 이용해서 42~43도 정도의 뜨거운 물을 7~8부분까지 넣는다.
　② 이 안에 발을 담그고, 5~6분간 잘 덥힌다. 물 속에서 발목운동을 하면 보다 효과적이다.

③ 뜨거운 물을 넣은 주전자나 포트를 준비해 두고 양동이의 물이 식지 않도록 계속 물을 부어 준다.

④ 발이 따뜻해졌으면 발목부터 끝으로 재빨리 물을 뿌리면 따뜻함이 오래도록 유지된다. 단, 고혈압인 사람은 물을 뿌려서는 안된다.

⑤ 열을 놓치지 않도록 물기를 잘 닦아내고, 양말 등을 신어서 보온한다.

목욕을 보다 효과적으로 하는 요령

냉증인 사람은 될 수 있으면 목욕할 것을 권한다. 냉증인 사람이 명심해야 할 보다 효과적인 목욕법을 다음에 예를 들어 보겠다.

① 40도 전후의 미지근한 물로 하며, 될 수 있으면 한번에 전신을 담그는 일은 피한다.

② 가슴 밑까지 물에 담그고, 배부터 하반신을 따뜻하게 해준다. 목까지 푹 담그면 다리, 허리가 충분히 따뜻해지기 전에 현기증이 일어나고 심장이 약한 사람은 수압으로 부담이 가기 때문이다.

③ 물에 담그면서 욕조 안에서 운동을 한다. 웅크린 자세가 되어 손으로 욕조의 가장자리를 잡으면서 가볍게 무릎 굽히고 펴기를 한다.

④ 욕조에 엉덩이를 붙인 자세로, 이번에는 무릎 굽히고 펴기를 한다. 이렇게 해서 물 속에서 무릎이나 발목을 움직이면 발의 혈액순환을 보다 높히게 된다.

⑤ 목욕탕에서 나올 때는 다리에 물을 끼얹고, 나온 뒤에는 한기를 느끼지 않도록 주의한다.

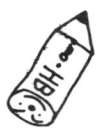

> 약간 따뜻한 물에 5~6분. 발목 굽히고 펴기도 한다. 마지막으로 물을 끼얹는 것이 요령.

• 허리, 다리를 충분히 따뜻하게 해주는 입욕법 •

입욕중에 실시하고 싶은 운동

무릎 굽히고 펴기

욕조에 담그고 무릎 굽히고 펴기를 한다.

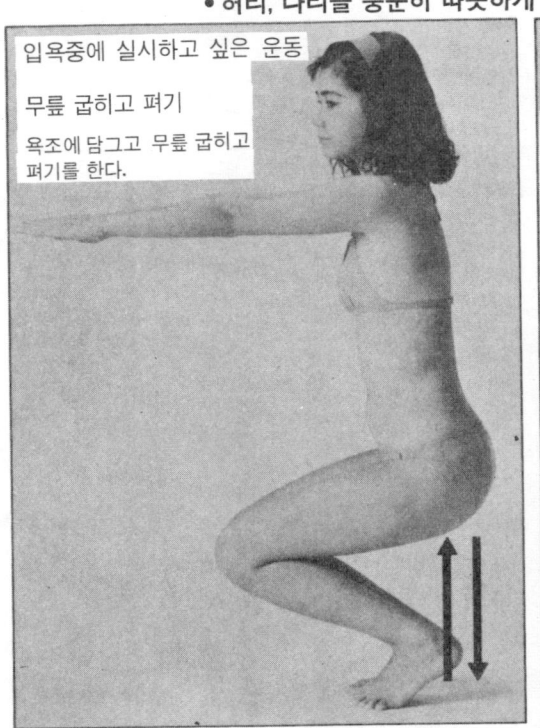

족욕(足浴) 방법

양동이나 다라에 뜨거운 물 (42~43도)을 충분히 담아서, 다리를 따뜻이 해준다. 차가워지면 새물을 부워준다.

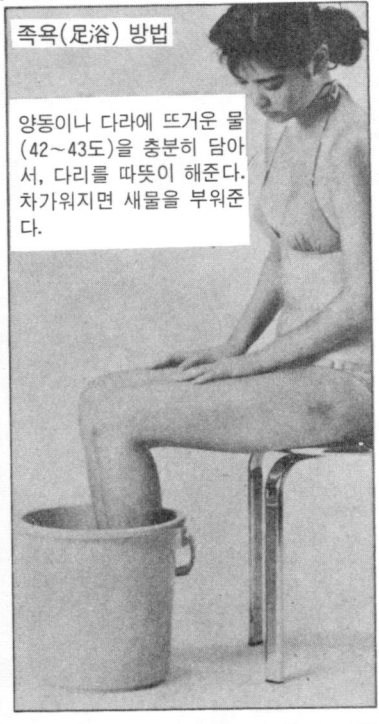

다리 올리고 내리기

욕조에 앉아서 무릎에서 끝을 올리거나 내리거나 한다. 좌우발을 교대로.

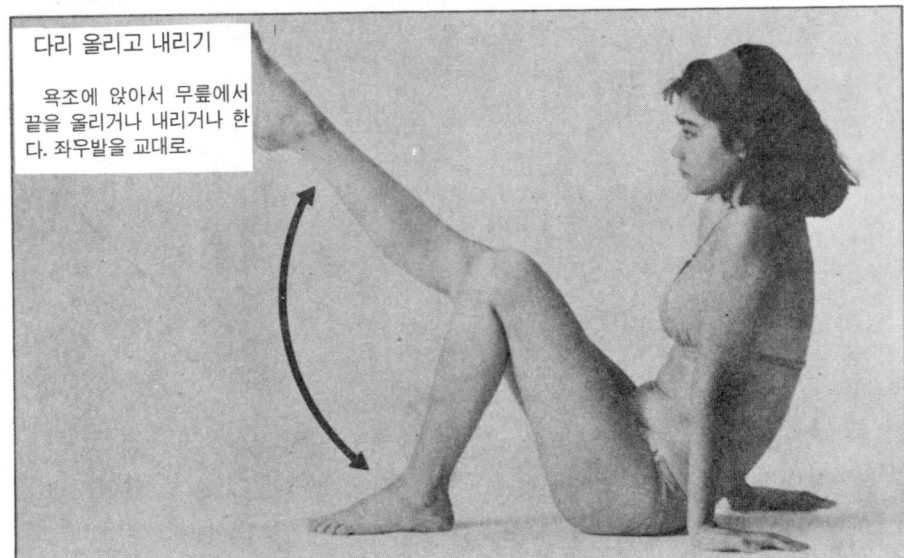

⑤ 따뜻하게 해서 치료한다

약초 목욕으로 몸을 정성껏 따뜻하게 한다

단오 절기엔 창포탕, 동지에는 유자탕으로 계절의 향기를 즐기며 목욕하는 운치 있는 습관이 우리나라에 옛날부터 있다. 약탕으로서의 효과도 실제로 있는 것이다.

창포탕이나 유자탕 이외에도 여러가지 약용식물을 사용한 약탕이 있으므로 요약해서 소개해 두겠다.

효과를 올리는 약탕 끓이는 법

약탕은 식물에 포함된 정유성분이 피부에 작용해서 다음과 같은 효과를 초래한다고 되어 있다.

① 혈액순환을 좋게 하고 몸을 덥혀주며, 따뜻함을 유지시켜 준다.

② 살균·소염작용을 가지며 피부병에 효과가 있다.

③ 피부의 신진대사를 높여 주어 아름다운 피부를 만드는 데 도움이 된다.

이 중에서 몸을 덥혀 보온하는 작용은 냉증에도 효과를 발휘한다. 약탕에 사용하는 약초는 원칙적으로 건조시킨 것을 사용한다. 물건에 따라서 약은 다르지만, 대충 한줌을 수건을 4~8번 접은 정도 크기의 목면(木綿)부대에 넣어 욕조에 담근다. 약초를 넣은 봉지 채 남비에 물을 10분 정도 끓여내고, 그 끓인 즙과 봉지를 목욕탕에 넣도록 하면 한층 효과적이다.

냉증에 효과가 있는 약탕의 여러 가지

① 쑥 탕

건조시킨 쑥(애엽이라는 이름으로 한약방에서도 팔고 있다)을 한 줌 봉지에 넣어서 욕조에 담근다. 냉증 외에도 신경통이나 치질, 땀띠에도 좋다고 한다. 냉증에는 귤껍데기를 건조시킨 것(진피의 이름으로 팔고 있다)을 한 줌 첨가시키면 보다 효과적이다.

② 귤 탕

껍데기를 썰어서 그늘에 말린다. 이것을 한 줌 봉지에 넣어서 사용하면 리모닌이라는 성분이 혈액순환을 촉진시키며 미용이나 부인병에도 효과가 있다고 한다.

③ 삼백초탕

삼백초의 전초를 물에 씻어서 말린다(이것을 십약이라고도 한다). 이것을 한 줌 봉지에 넣어 욕조에 넣는데, 말린 것은 삼백초 특유의 향기가 없다. 몸을 따뜻이 해줄 뿐만 아니라 살균작용을 가지며, 여드름이나 부스럼같은 것에도 효과가 있다.

④ 유자탕

유자 열매 3~6개를 둘로 쪼개서 욕조에 띄운다. 피넨, 신토랄 등의 정유성분이 혈액순환을 왕성하게 한다. 냉증은 물론 신경통이나 류마치스에도 특효가 있다고 한다.

⑤ 창포탕

창포잎 4~5매를 욕조에 넣는다. 아자론이라는 방향성분이 혈액순환을 좋게 한다.

⑥ 무우탕

무우잎을 건조시켜서 3~5개 분을 봉지에 넣어 사용한다. 냉증이나 신경통 외에 부인병에도 효과적.

건조시킨 약초를 한 줌 목면부대에 넣어서 욕조에 담근다. 미용, 고운 피부에도 효과.

• 냉기에 효과 있는 약탕의 여러가지 •

약탕 사용법

유자

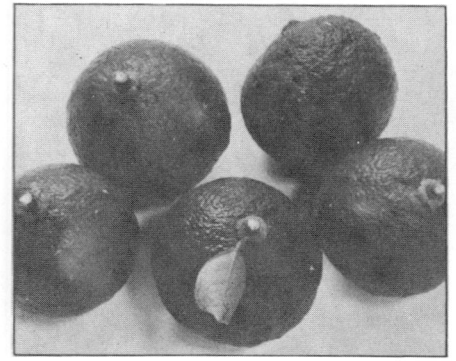

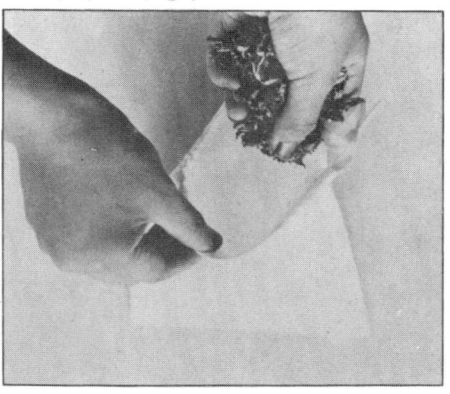

모든 약초는 대충 한 줌을 목면 부대에 넣어 욕조에 담근다.

귤

건조시킨 귤 껍질(진피)

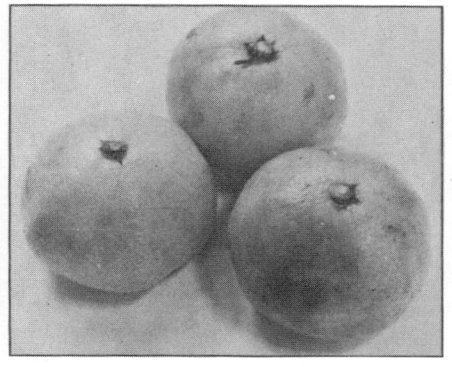

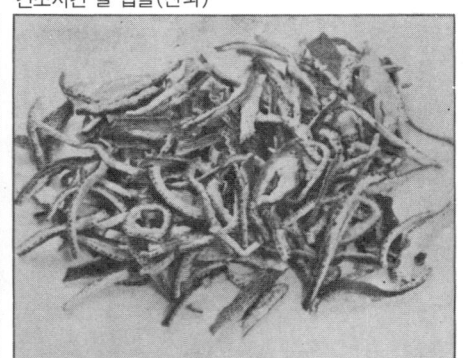

건조시킨 삼백초(십약)

건조시킨 쑥잎(애엽)

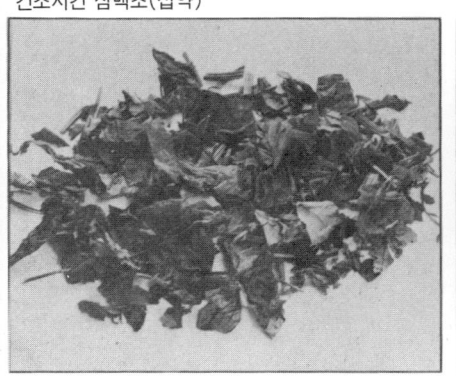

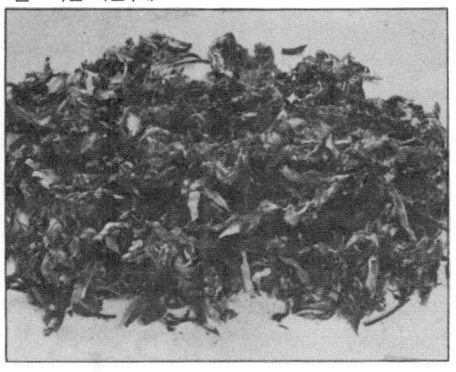

① 자극법으로 치료한다

발바닥을 밟아서 울혈을 제거한다

냉증의 주된 원인은 혈액순환이 불충분한 데에 있다. 그것을 개선하려면 발바닥의 자극이 매우 유효하다. 다리는 말할 필요도 없이 심장에서 가장 먼, 게다가 가장 낮은 부분에 위치해 있기 때문에 아무래도 혈액의 흐름이 나빠지기 쉽다. 그러나 발바닥을 자극하면 둔해지기 쉬운 다리의 혈액순환이 촉진되기 때문에 그것이 실마리가 되어 전신의 혈액순환이 좋아지는 것이다. 따라서 다리의 냉기 뿐 아니라 허리나 손의 냉기까지도 개선된다.

동양의학적으로 말한다면, 발바닥에는 전신의 기능과 밀접하게 연관된 여러가지 급소가 있기 때문에 여기를 자극하면 몸전체의 기능이 높아지게 된다. 특히 용천이라는 급소(발가락을 움츠렸을 때에 발바닥 중앙에서 약간 앞쪽으로 생기는 움푹 패인 곳)은 정력이나 생명력과 깊은 관계가 있으며, 여기를 자극하면 피로가 풀리고 생명샘이 솟는다고 하므로 정성껏 자극하도록 한다.

기분 좋고 효과적인 발바닥 밟기

① 밟히는 사람은 엎드려서 발바닥을 위로 향하고 어깨넓이 정도로 발을 벌린다.

② 밟아주는 사람은 자극받는 사람에게 등을 향하고 서서, 발가락 끝으로 체중을 받치고 뒤꿈치를 발바닥의 가운데에 얹는다.

③ 한쪽 발로 조금씩 체중을 이동해 기분이 좋을 정도로 체중을 얹는다.

④ 다음에 반대발 쪽으로 체중을 이동해 좌우 교대로 리듬 있게 계속 밟는다.

⑤ 이것을 20~30회 실시하면 발의 혈액순환이 좋아지기 시작한다. 기둥이나 벽으로 손을 받치면서 하면 안정된 자극을 줄 수가 있다.

용천(涌泉)을 중점적으로 밟는 방법

① 역시 엎드려서 밟는 사람은 밟히는 사람 쪽을 향해서 선다.

② 뒤꿈치에 체중을 싣고 엄지발가락을 용천의 위치에 꼭 대고 조금씩 엄지발가락 쪽으로 체중을 이동시킨다.

③ 기분 좋을 정도의 강도로, 좌우 교대로 체중을 이동시키며 용천을 자극한다.

대나무 밟기도 발의 혈액순환을 좋게 하는 데에 좋은 방법이다

① 직경 10~15cm 굵기의 대나무를 이용해서 발바닥 한가운데로 밟듯이 하며 선다.

② 무릎을 높이 들면서 운동의 효과도 얻을 수 있다.

③ 1분간에 60~80회의 리듬으로 3~5분간 계속한다.

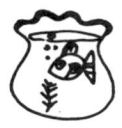

기분좋게 혈액순환을 촉진시키려면 이 방법이 좋다. 생명력을 높여준다는 '용천'을 정성껏 자극하자.

• 발바닥 밟는 법 •

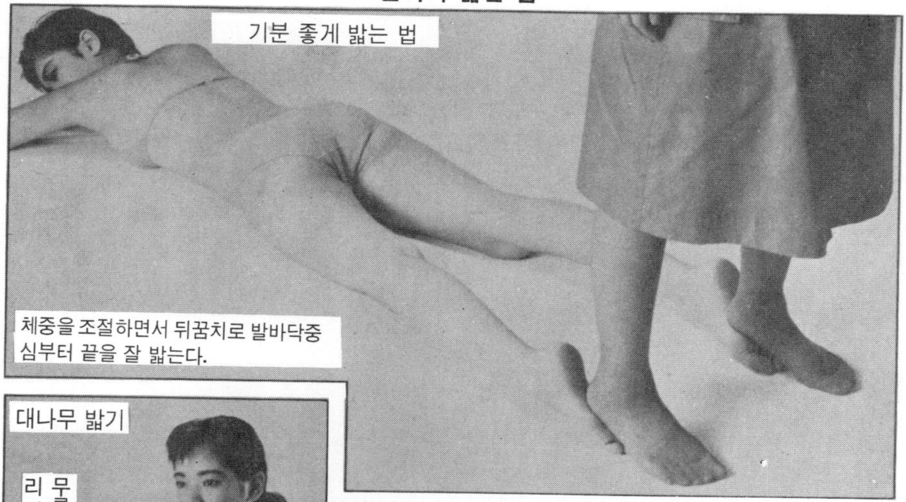

기분 좋게 밟는 법

체중을 조절하면서 뒤꿈치로 발바닥 중심부터 끝을 잘 밟는다.

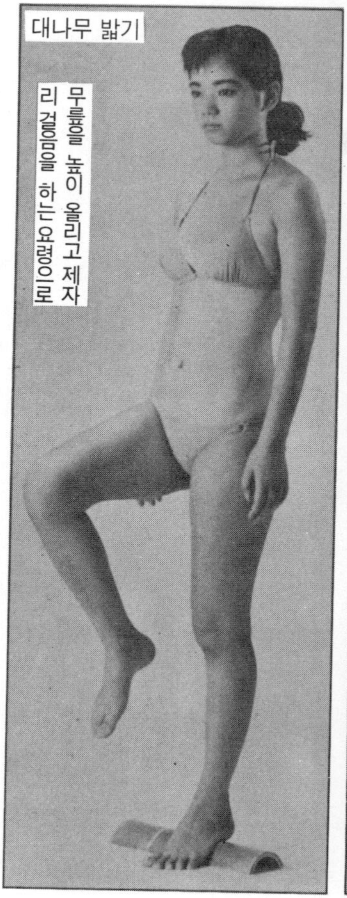

대나무 밟기

무릎을 높이 올리고 제자리걸음을 하는 요령으로

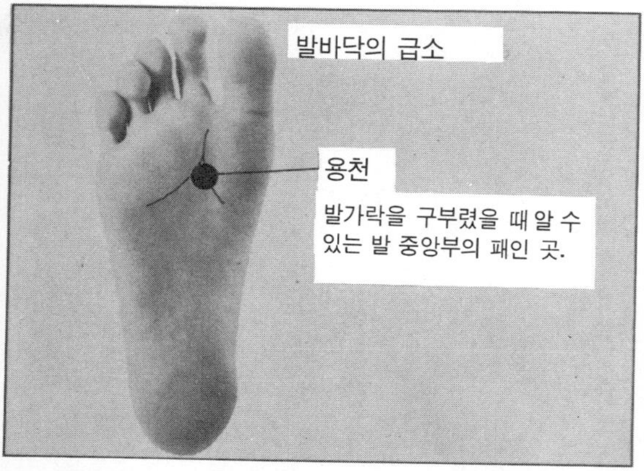

발바닥의 급소

용천 — 발가락을 구부렸을 때 알 수 있는 발 중앙부의 패인 곳.

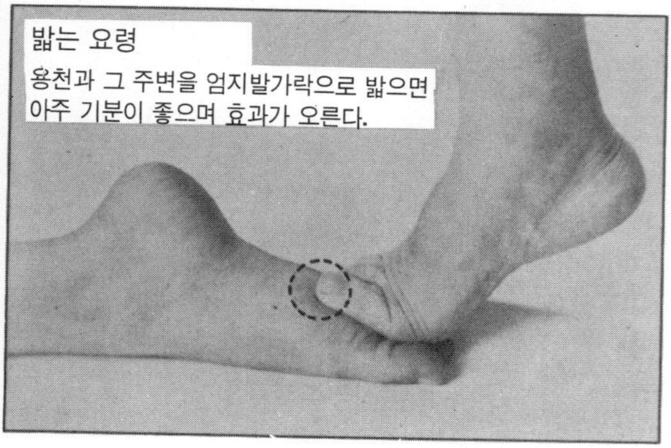

밟는 요령

용천과 그 주변을 엄지발가락으로 밟으면 아주 기분이 좋으며 효과가 오른다.

② 자극법으로 치료한다

발바닥을 문질러 풀어준다

　보통 신경쓰지 않고 있기 쉬운데, 발가락이라고 하는 것은 매우 중요한 작용을 하고 있다. 설 때에는 몸의 밸런스를 취해주고, 걷거나 뛰거나 할 때에는 뒤로 차서 몸을 앞으로 전진시키며, 웅크릴 때에는 체중을 받쳐주고, 계단을 내려올 때는 계단의 모서리를 붙잡도록 하는 등 쉴틈 없을 정도이다. 그 고마움은 발가락을 다쳤을 때에 비로소 깨닫는 것으로, 확실히 가장 밑의 힘을 가지고 있는 것이라 해도 좋을 것이다. 그럼에도 불구하고 우리들은 평소부터 이 발가락을 소홀히 취급하고 있는 듯하다. 좁은 구두 속에 갇혀 자유로운 움직임을 방해받고 있다. 여성의 경우에는 특히 심해서 발끝이 뾰족한 구두로 발가락을 좌우에서 압박해 발가락의 소중한 작용을 간과하고 있는 일도 종종 있다.

　이렇게 발가락을 갇아두고 압박하는 것이 냉증을 일으키는 하나의 원인이라고 생각할 수 있기 때문에 무시할 수 없다. 발가락은 심장에서 가장 멀며, 펌프의 힘이 미치기 힘든 부분어기 때문에 그렇지 않아도 혈류가 막히기 쉬운 것이다. 압박당해 움직이지 못하고 있으면 보다 더 혈액순환이 방해받게 된다. 그러므로 구두를 선택할 때에는 발가락이 자유롭게 움직이는 것으로 하며, 구두를 벗었을 때에는 붙은 것을 떼어내듯이 해서 하루에 한번은 꼭 발가락을 문질러 풀어주기 바란다.

발가락을 문질러 푸는 법

　① 의자에 앉아 한쪽 무릎에 또 한쪽 다리를 얹는다. 책상다리를 한 자세라도 관계없다.

② 발가락의 네번째와 다섯번째 발가락(약지와 새끼발가락)의 발끝이 부푼 부분과 발바닥 사이를 손가락으로 잘 문질러 풀어준다.

③ 그 부분의 뒷쪽을 누르면 냉증인 사람은 대개 아픔을 느끼기 때문에 그것을 손가락 끝으로 가볍게 문지른다. 새끼발가락에는 동양의학에서 말하는 경락(에네르기가 흐르는 도근(道筋)) 중에서도 길고, 전신의 모든 장기의 기능과 관련되어 있는 '방광경'이라고 불리는 경락의 말단이 있다. 그 때문에 여기를 잘 문질러 풀어주면 자신의 장기기능이 높아진다.

④ 발가락 전체도 문질러 풀어준다.

⑤ 발을 교대해서 반대 발가락을 문질러 풀어준다.

발가락을 반대다리로 밟는다

① 서 있거나 앉아 있거나 상관없다.

② 한쪽 발가락을 반대발의 뒤꿈치로 밟으면서 발가락을 좌우 교대로 문질러 풀어주듯이 한다.

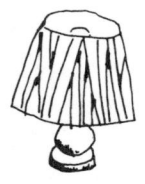

네째 발가락과 다섯째 발가락(약지와 소지)전체를 잘 문질러 풀어준다. 새끼발가락은 충분히 문지른다.

• 발가락을 문질러 풀어주는 법 •

문질러 풀어주는 부위

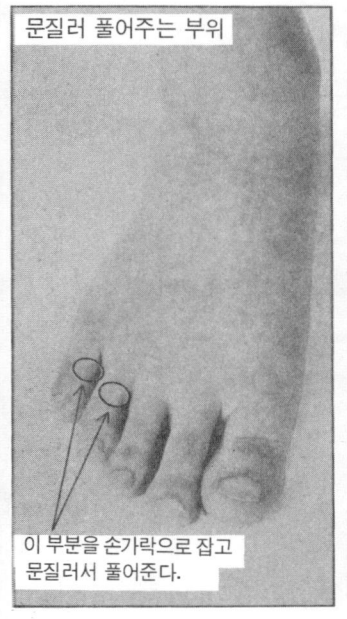

이 부분을 손가락으로 잡고 문질러서 풀어준다.

문질러 푸는 법

다섯째발가락과 네째발가락의 이어진 부분을 잘 문질러서 풀어준다.

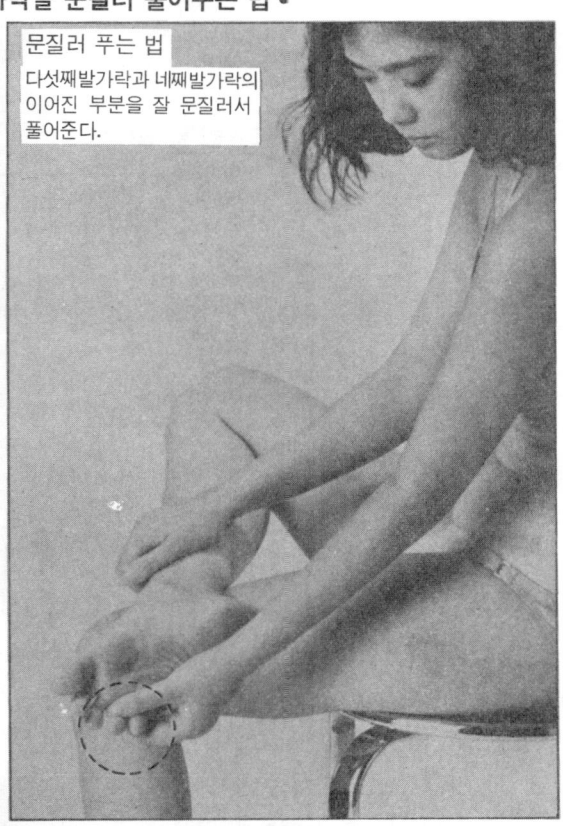

발바닥을 사용해서

발톱 전체를 반대쪽 발의 뒤꿈치로 밟아도 좋다.

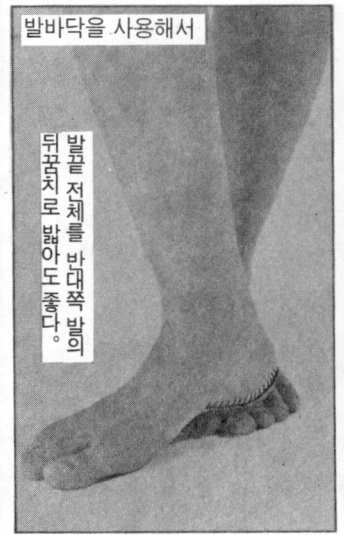

이런 방법도

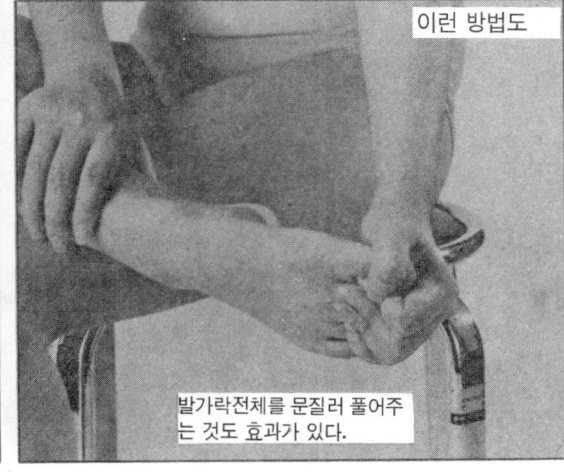

발가락전체를 문질러 풀어주는 것도 효과가 있다.

③ 자극법으로 치료한다

마른 수건 마찰로 피의 순환을 좋게 한다

 손끝이 차가와지면 우리들은 자연히 손바닥을 서로 마주 비비거나 손등을 반대손으로 문지르는 등으로 따뜻하게 한다. 어렸을 때 추운 아침에 친구끼리 서로 등을 문질러주는 장난을 해서 몸을 따뜻이 하던 기억도 틀림없이 있을 것이다.
 밖이 추우면 몸은 체표의 혈관을 수축시켜서 혈류를 감소시키고 체온이 달아나는 것을 방지한다. 따뜻한 혈액이 흘러오지 않게 되기 때문에 당연히 체표 가까이는 차가워진다. 거기를 문질러 주면 마찰열로 따뜻해지며 그 자극으로 혈액의 흐름도 좋아지는 것이다.
 그러므로 냉증인 사람은 몸의 차가워지는 부분을 마사지하면 증상이 꽤 좋아진다.
 그러나 냉증의 원인은 몸의 기능이 저하하고 있는 데에 있기 때문에 부분적인 마사지만으로는 효과가 눈에 띄지 않는다. 꼭 전신 마사지를 해서 몸전체의 혈행을 좋게 하고, 몸의 기능을 높이도록 한다. 특히 스스로 마사지를 하면 몸을 움직이게도 되므로 저하된 몸의 기능을 활발히 하게 된다.

전신 마사지 방법
 누구나 손쉽게 할 수 있는 마사지 방법이라고 한다면, 마른 수건 마사지가 가장 좋을 것이다. 마른 타올이나 수건으로 전신을 문지르는 것이다. 혹은 전용 브러시나 수세미 등을 이용해도 상관없다. 아침에 일어났을 때 또는 밤에 자기 전에 옷을 갈아입을 때 실시하는 것도 좋다.

① 우선 팔의 안쪽을 겨드랑이 밑에서 손바닥을 향해서 비빈다. 20~30회.

② 다음에 팔의 바깥쪽을 손끝에서 어깨를 향해 문지른다. 20~30회.

③ 타올의 손을 바꾸어서 반대팔을 겨드랑이 밑에서 손바닥으로 손등에서 어깨로 각각 20~30회.

④ 다음은 발의 바깥쪽을 허리부터 발끝으로 비벼간다. 20~30회.

⑤ 발의 안쪽을 발끝부터 겨드랑이로 비비며 올라간다. 20~30회.

⑥ 반대발을 허리부터 발끝으로, 발끝에서 겨드랑이로 각 20~30회.

⑦ 배의 마사지. 배꼽을 중심으로 시계바늘과 같은 방향으로 배를 문지른다. 20~30회.

⑧ 타올의 양끝을 잡고, 등을 씻는 요령으로 등을 위로부터 아래로 문질러 간다. 다음에 위가 되는 쪽의 손을 바꾸어서 마찬가지로 실시한다. 각 10~15회.

⑨ 한차례 끝났으면 허리나 발 등 차가워지는 부분을 중점적으로 잘 문질러 준다.

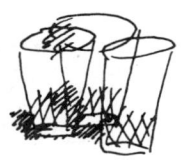

마른 수건 마찰로 전신의 기능을 높혀주면 완고한 냉증도 근본부터 좋아진다.

• 능숙한 마사지 방법 •

팔의 마사지

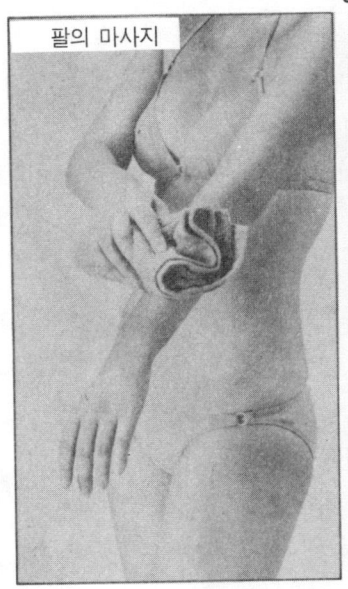

타올 등을 사용해 아프지 않을 정도로 될 수 있으면 강하게 비벼준다.

등의 마사지

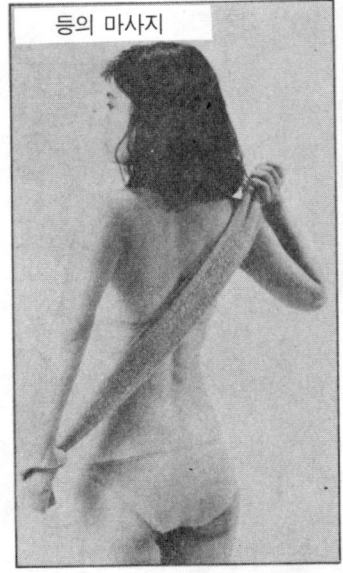

좌우의 손을 상하로 때때로 교대하면서 계속한다.

마사지를 하는 부위와 그 방향

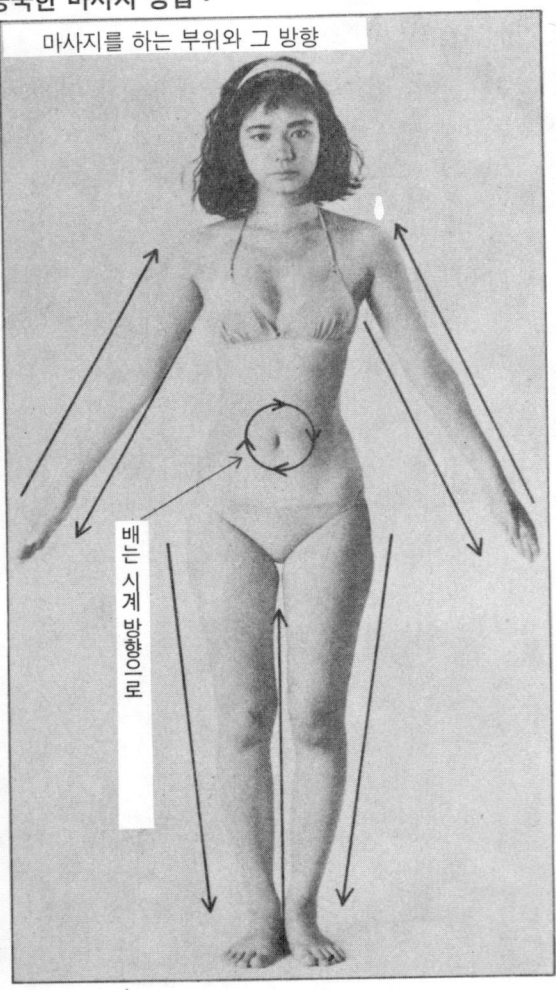

배는 시계 방향으로

④ 자극법으로 치료한다

냉기를 처음부터 단절 시키는 마사지

마사지는 쇠약해져 있는 기능을 왕성하게 하도록 작용하기 때문에 냉증에는 안성마춤인 방법이다. 남편이 냉증인 아내에게 해주게 하면 원만한 부부관계에도 도움을 줄 것이다.

건강증진을 위해서는 전신 마사지가 좋지만, 냉증의 경우에는 하반신이 중심이 된다.

뒤허리 눌러 문지르기

① 냉증인 사람은 엎드려 눕히고 그 옆에 무릎을 세우든가, 무릎을 붙이고 발끝을 세운 자세로 앉는다.

② 양손의 엄지손가락과 집게손가락으로 허리 부분을 붙잡는 느낌으로 엄지손가락 끝을 등뼈의 양옆에 둔다.

③ 숨을 토해내면서 체중을 걸 듯이 하며 누르고, 3~5초 누른 다음, 힘을 빼면서 그 손가락을 옆배 쪽으로 미끄러뜨린다.

④ 익숙하지 않은 사람은 양손이 이어지는 부분에서 누르면 좋을 것이다. 누른 다음 가볍게 주무르듯이 한다.

⑤ 이렇게 허리 부분에서 엉덩이 부분까지 조금씩 이동해가며 눌러 문지르기를 해간다.

⑥ 특히 선골(仙骨) 부분은 정성껏 실시하면 효과가 있다.

대퇴 눌러 문지르기

① 마사지하는 사람은 같은 자세로 대퇴 부분까지 몸을 이동한다.

② 엄지손가락과 다른 4개의 손가락으로 대퇴가 이어진 부분의 뒤쪽을 잡듯이 한다.

③ 체중을 얹듯이 해서 3~5초 누른 다음, 손바닥 전체로 잡아올리듯이 한다.

④ 이렇게 하며 조금씩 이동해가서 무릎 윗부분까지 마사지한다.

장단지 잡아 문지르기

① 마찬가지로 엎드려 누운 채로 마사지하는 사람은 발끝 부분에 위치한다.

② 손바닥 전체로 장딴지를 잡는다.

③ 손이 어어진 부분에서 가볍게 누른 다음, 엄지손가락과 다른 네손가락으로 잡아올리듯이 하며 문지른다.

④ 무릎 밑에서 발목을 향해 조금씩 이동해 간다.

발 안쪽의 마사지

① 환자는 천정을 보고 눕히고, 발끝 부분에 정좌한다.

② 환자의 발을 무릎 위에 얹고, 한손으로 발목을 받치면서 또한쪽 손으로 복사뼈부터 무릎 위까지 손바닥으로 문질러 올린다. 손바닥 전체로 감싸듯이 해서 약간 강한 듯하게 누르는 것이 요령. 좌우 각각 10회 반복한다. 이 방법은 자기 혼자서도 할 수 있다.

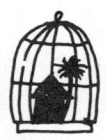

> **익숙하지 않은 동안은 양손이 닿는 부분을 사용해서 누르고, 누른 다음에 가볍게 주무르듯이 한다.**

• 마사지의 포인트 •

허리 문지르는 법
엄지손가락으로 등골의 양옆을 누르고, 그 손가락을 옆배 쪽으로 미끄러뜨리듯이 하며 눌러문지른다. 허리에서 엉덩이를 향해서 진행한다.

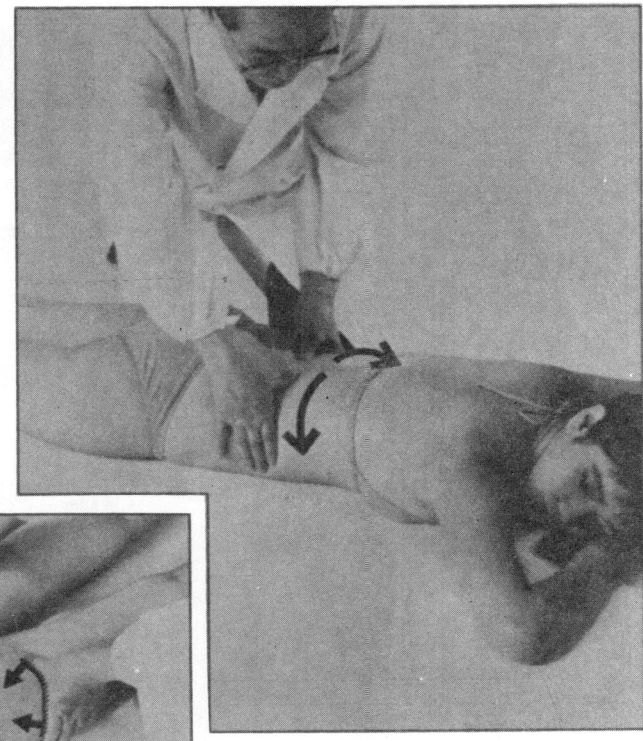

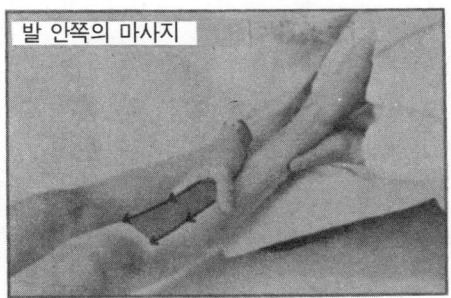

대퇴 문지르는 법
엄지손가락과 다른 4개의 손가락을 사용해서 허벅지를 누르고, 다음에 잡아올리듯이 하여 엉덩이 가까운 부분에서 무릎 안쪽에 걸쳐 순서대로 문질러 간다.

발 안쪽의 마사지
발을 무릎 위에 얹고, 손바닥 전체로 발의 안쪽을 위로 향해서 마사지한다.

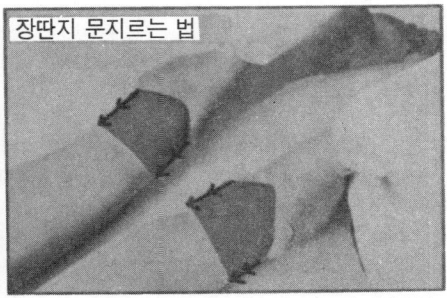

장딴지 문지르는 법
엄지손가락과 다른 4개의 손가락을 사용해 장딴지를 잡아올리듯이 하여 발목에 걸쳐서 조금씩 문질러 간다.

① 급소요법으로 치료한다

냉증의 특효 급소를 찾는 법

뜸이나 지압의 치료에 사용하는 급소(경혈)는 우리들의 몸에 365개가 있다고 한다. 이 급소를 연결하는 코오스가 경락이며, 12개 있는 경락을 기(에네르기)가 흘러 오장육부(정확히는 육장 육부)의 작용을 정상으로 유지시키고 있다는 것이 동양의학의 사고이다.

급소라는 것은 흐르는 기가 머물기 쉬운 장소로, 몸의 컨디션이 나쁠 때에는 반드시 어딘가의 급소에 에네르기 흐름의 이상을 발견할 수 있다.

급소요법이라는 것은 흐름의 이상이 있는 급소를 발견해서 뜸, 지압 등의 자극을 가해 에네르기의 흐름을 좋게 해서 나쁜 상태를 원상태로 되돌리는 방법이다. 냉증일 때에는 에네르기를 받아들이는 위장기능에 관계하는 급소, 허리나 다리의 혈액순환에 관계하는 급소, 비뇨기, 생식기, 부인병, 호르몬 분비에 관계하는 급소, 신경기능에 관계하는 급소 등에 이상이 나타나기 쉽기 때문에 그것들에 자극을 가하는 일이 주가 된다.

구체적인 자극방법을 설명하기 전에 여기에서는 냉증에 특히 효과가 좋다고 말하는 급소를 소개해 두겠다.

등의 급소
격유(膈兪)
위나 신경의 기능, 혈액의 순환과 관계가 깊으며, 위약(胃弱)이나 고혈압에도 효과적.
신유(腎兪)
천성적인 에네르기가 머무는 급소라 하며 자극하면 원기가 나고 허리나 배의 혈액순환도 좋게 한다.
대장유(大腸兪)
골반내의 혈액순환을 좋게 하며, 설사나 변비, 부인병 등에도 효과가 있다.
방광유(膀胱兪)
비뇨기의 기능과 관계 깊은 급소.

배의 급소
① 중완(中脘)
위장병이나 부인병과 관계 깊은 급소로, 부인병에서 오는 냉증에 불가결.
② 천추(天樞)
특히 대장의 이상에 이용된다.
③ 기해(氣海)
신경의 작용을 조정하는 기능이 있고, 부인병에도 관계가 있는 급소.
④ 관원(關元)
남녀의 생식기와 밀접하게 관계하며, 부인병이나 정력감퇴에 이용되는 외에도 소화기질환에도 이용된다.

손과 발의 급소
① 합곡(合谷)
신경기능에 관계하고 있으며, 두통, 혈액의 상승, 치통 등 목에서 윗부분의 이상 외에 대장의 이상에도 효과가 있다.

② 손의 삼리(三里)
합곡과 함께 신경의 기능에 관계하고 있으며 혈액의 상승, 수족의 저림에 이용하는 급소.
③ 삼음교(三陰交)
혈액순환에 관계깊은 급소로 부인병에는 반드시 이용된다.
④ 태계(太谿)
정력이나 호르몬과 관계깊은 급소로 발의 냉증치료에는 불가결.
⑤ 용천(湧泉)
정기가 솟아나는 급소라고 하며, 정력감퇴나 부인병에 효과가 있다.

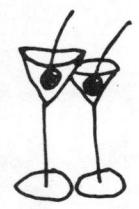

급소요법은 전신의 기능을 조정하고 활력을 높혀서 냉증체질을 근본부터 고쳐준다.

• 등의 급소 찾는 법

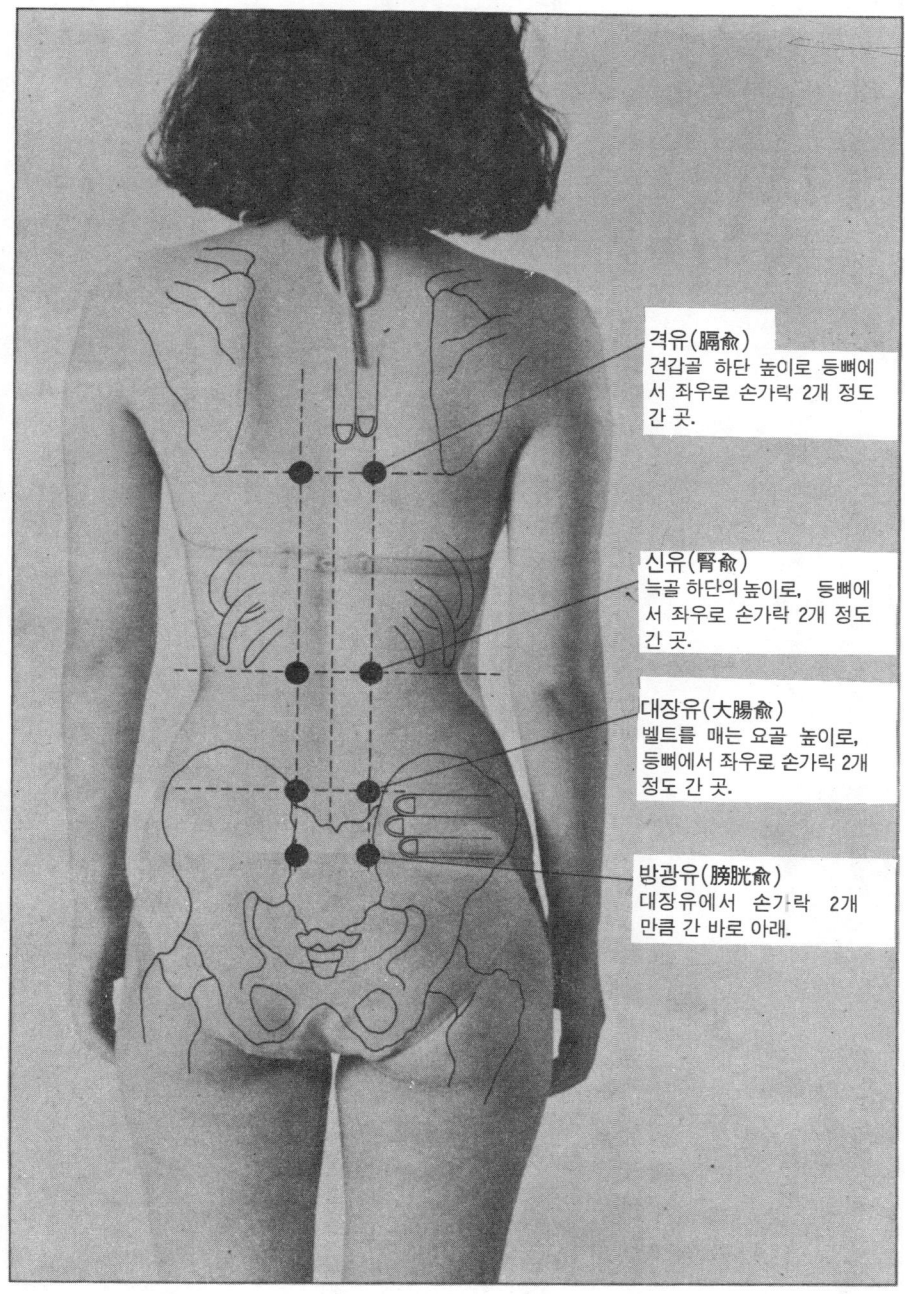

● 배의 급소 찾는 법 ●

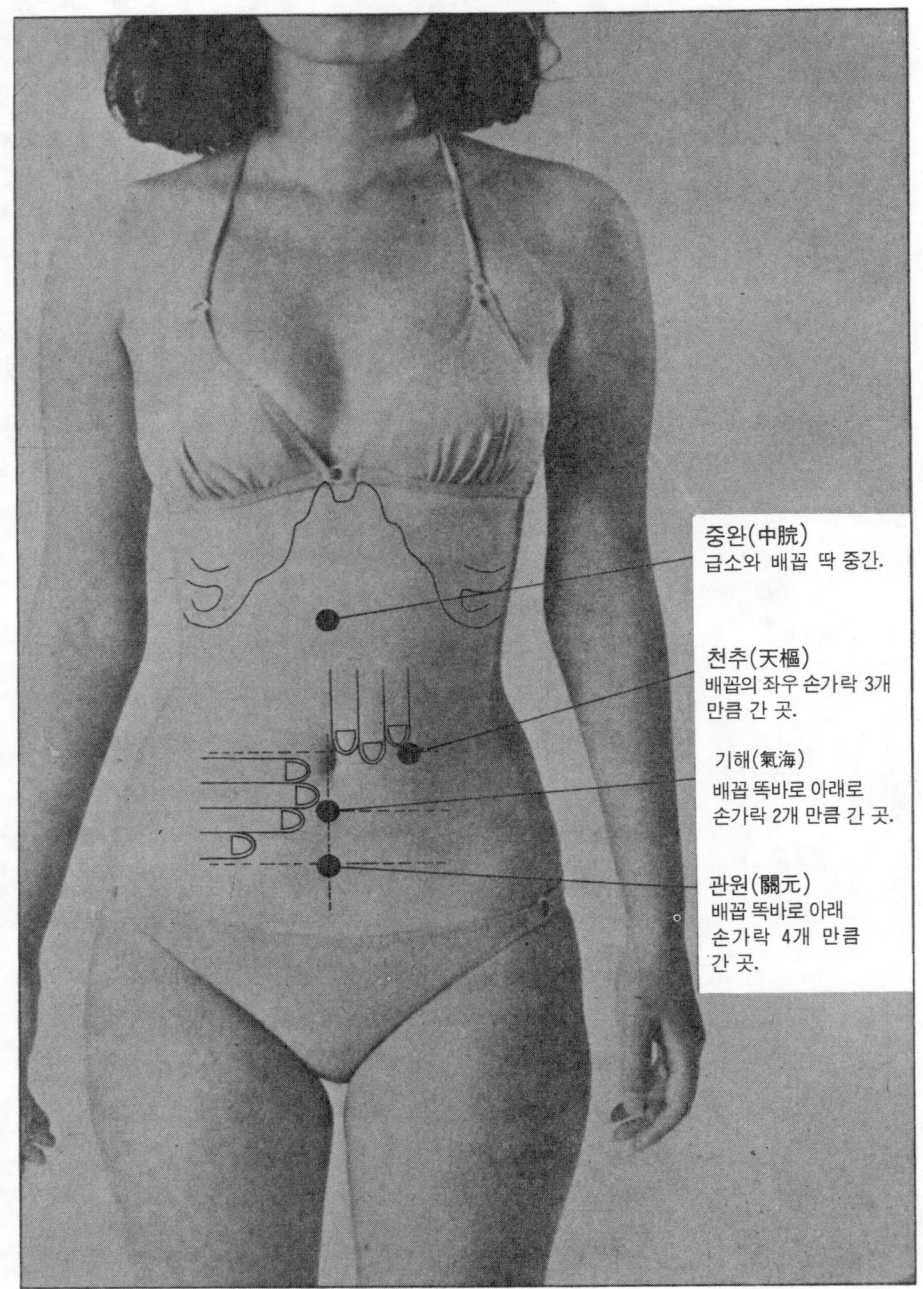

• 손과 발의 급소 찾는 법 •

발바닥의 급소

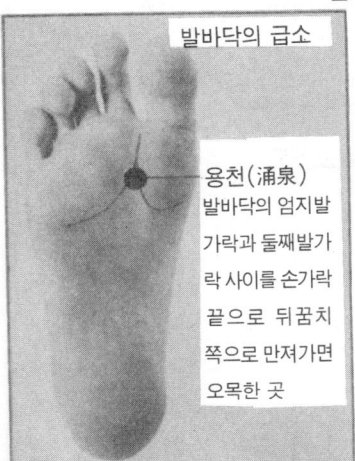

용천(涌泉)
발바닥의 엄지발가락과 둘째발가락 사이를 손가락 끝으로 뒤꿈치 쪽으로 만져가면 오목한 곳

손의 급소

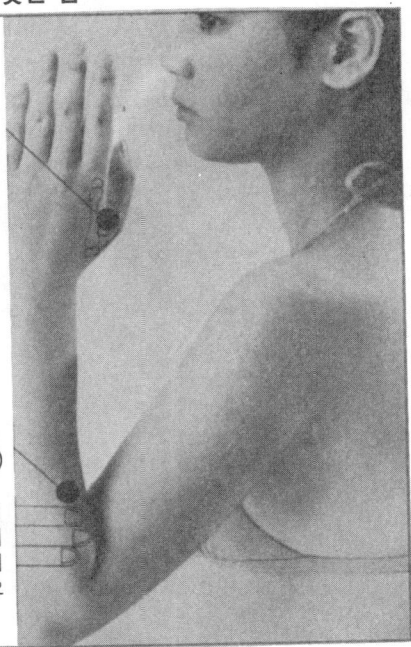

합곡(合谷)
인지 뿌리의 관절과 그 아래(손목 근처) 관절의 가운데, 엄지쪽 측면.

손의 삼리(三里)
팔꿈치를 구부린 때 생기는 근원 선단에서 손가락 2개 만큼 손 끝으로.

발의 급소

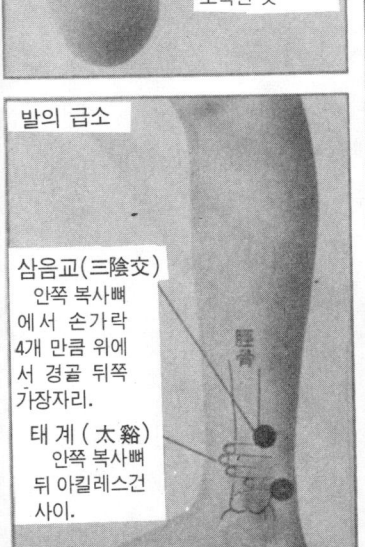

삼음교(三陰交)
안쪽 복사뼈에서 손가락 4개 만큼 위에서 경골 뒤쪽 가장자리.

태계(太谿)
안쪽 복사뼈 뒤 아킬레스건 사이.

발의 급소

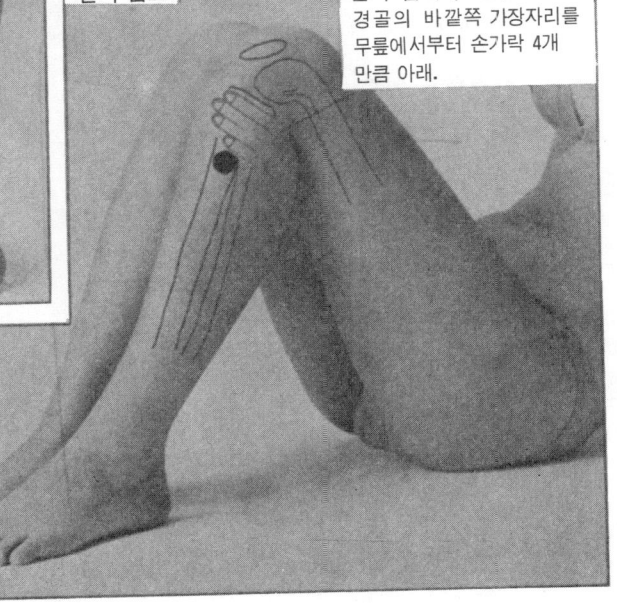

발의 삼리(三里)
경골의 바깥쪽 가장자리를 무릎에서부터 손가락 4개 만큼 아래.

② 급소요법으로 치료한다

뜨겁지 않은 뜸 '생강뜸'이 제일

앞에서도 언급했듯이 냉증이라는 것은 대부분의 경우, 몸의 기능이 저하되어 있기 때문에 일어난다. 그 때문에 급소 요법 중에서도 몸을 따뜻하게 해주어 기능을 높이는 작용이 있는 뜸이 가장 적합하다.

특히 생강뜸이 최적이다.

생강에는 몸을 따뜻하게 해주는 작용이 있으며, 생강뜸을 하면 그 성분이 체내에 침투해서 급소를 자극함과 동시에 몸을 따뜻하게 해준다.

생강뜸질 하는 법

① 싱싱한 생강이든 묵은 생강이든 상관 없다. 직경 3cm정도, 두께 2~3mm의 둥근 썰기를 한다.

② 쑥을 한 줌 손바닥에 얹는다.

③ 또 한손의 바닥을 포개서 가볍게 서로 문질러 쑥을 막대기 모양으로 한다.

④ 그 끝부분을 뚫어서 손가락 마디 크기의 피라밋 모양으로 쑥을 만든다.

⑤ 이것을 생강에 얹는다.

⑥ 급소 위에 얹고 선향(線香)으로 점화한다.

생강 뜨는 법

① 점화할 때는 선향의 재를 잘 떨어뜨려 불의 부분에 피라밋형의

쑥을 끝에 붙여 선향을 회전시키면 불이 붙기 쉽게 된다.

② 타들어감에 따라 따뜻해져 오는데 뜨겁다고 느껴지면 곧 제거하고, 다음의 급소로 이동한다. 뜨거워지면 합곡(合谷)으로 이동한다. 그리고 합곡이 뜨거워지면 또 다시 손의 삼리로 되돌린다. 한군데 급소에 3회 정도 하면 좋다.

③ 뜸을 뜨는 순서는 등→배→손→다리로 한다.

④ 뜸은 뜨거운 것을 참아야 비로소 효과가 있다고 생각하는 경향이 있는데, 뜨겁다고 느끼는 것은 일순간 뿐으로 충분하며 참으면 화상을 입게 된다.

⑤ 역시 다음과 같은 경우에는 뜸을 해서는 안된다.
- 술을 마신 후
- 공복시
- 심하게 지쳐 있을 때
- 정신적 쇼크를 받거나 흥분했을 때
- 운동이나 외출 직전·직후
- 목욕 전후의 1시간
- 38도 이상의 열이 있을 때
- 고혈압으로 상한 180, 하한 100 이상일 때
- 주사를 맞은 뒤
- 임신 중 또는 그 가능성이 있을 경우의 복부

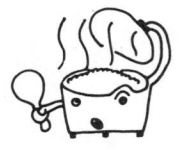

가장 권하고 싶은 방법. 생강뜸이라면 뜨겁지 않고, 유효성분도 통째로 흡수.

• 생강뜸 만드는 법, 놓는 법 •

④ 끝을 뾰족하게 잘라 손가락 마디 크기의 피라밋 모양을 만든다.

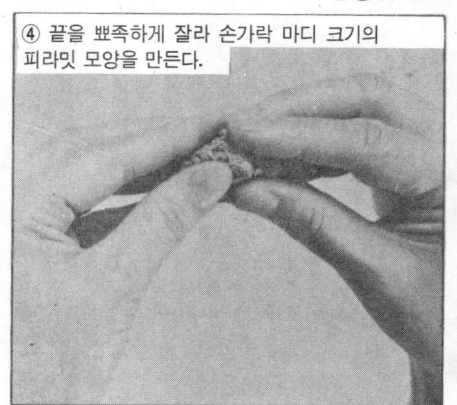

① 생강을 얇게 자른다 (직경 3cm 전후, 두께 2~3mm)

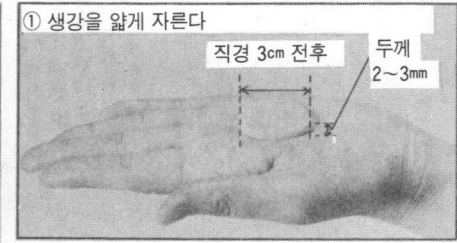

② 약쑥을 한덩이 손바닥에 얹는다.

⑤ 피라밋 모양의 약쑥을 얇게 자른 생강 위에 얹는다.

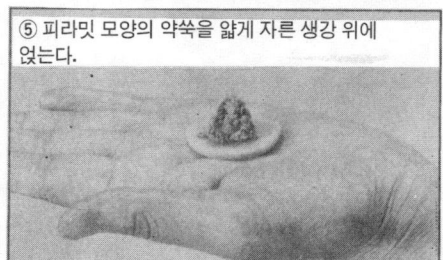

③ 양손을 서로 비벼 약쑥을 가늘고 길게 만든다.

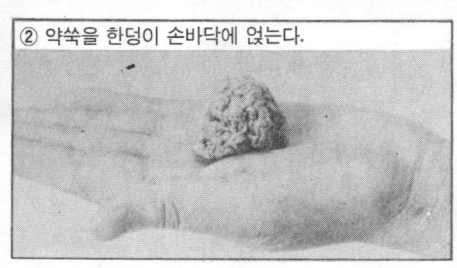

⑥ 약쑥을 얹은 생강을 급소 위에 얹고 불을 붙인다.

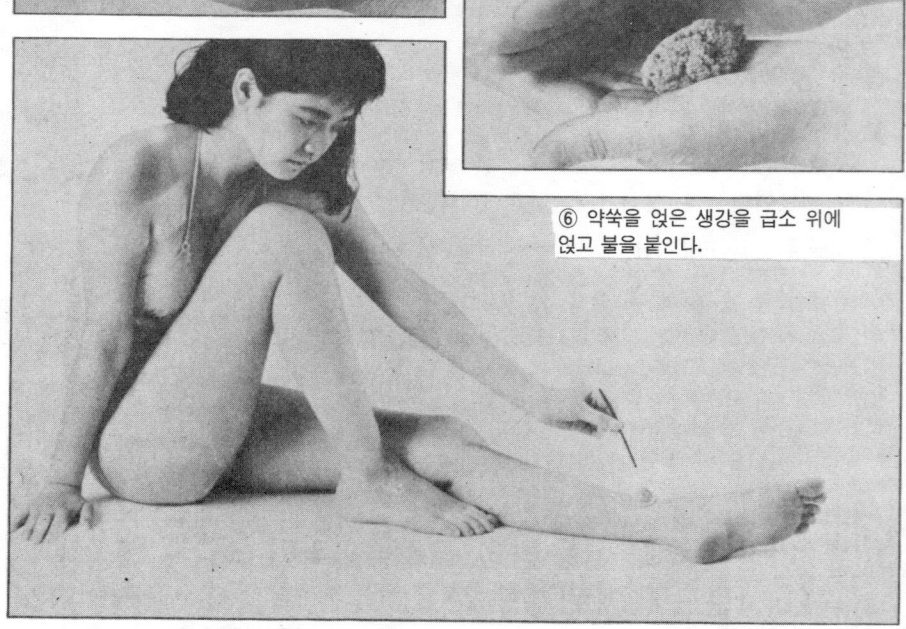

③ 급소요법으로 치료한다

능숙하게 지압하는
좋은 요령

　협동작업이 잘 되어가는 것을 호흡이 맞는다고 한다. 지압의 효과를 올리는 데에도 하는 사람과 받는 사람이 문자 그대로 호흡을 맞추는 일이 중요하다.
　지압을 할 때는 엄지손가락의 머리를 급소의 위치에 대고 숨을 내쉬면서 체중을 엄지손가락에 얹듯이 해서 압력을 가한다. 그리고 숨을 들이마시는 동시에 손의 힘을 늦춘다. 이때 지압을 받는 쪽도 눌릴 때에는 후하고 숨을 내쉬고, 힘을 늦췄을 때에 숨을 들이마신다. 이 호흡이 맞으면 지압효과가 훨씬 높아진다.
　누르고 있는 시간은 3초 정도로 하고 한 급소에 대해서 3~5회 지압을 가한다. 누르는 힘은 대강 5kg 정도(헬스메타로 시험해보면 좋다)이지만 원칙적으로 기분 좋게 느낄 정도로 해 준다. 아프지않으면 효과가 없다는 것은 사실무근이다.

등과 배의 지압법
　① 등의 지압은 받는 사람을 엎드려 눕히고 그 왼쪽에 머리쪽을 향해서 위치한다.
　② 정좌나 무릎을 세우고, 혹은 발끝을 세운 자세로 앉는다.
　③ 양손의 엄지손가락을 급소에 대고 숨을 내쉬면서 체중을 건다. 등의 급소는 약간 강한 듯하게 누른다.

④ 위에서 아래로 이동해 간다.

⑤ 배의 급소 지압을 받는 사람을 천정을 보고 눕히고, 그 머리를 향해서 왼쪽에 위치한다.

⑥ 앉는 방법은 등의 지압때와 마찬가지이다.

⑦ 누르는 요령은 마찬가지이지만, 가슴이나 배의 급소는 반정도의 힘으로 가볍게 누른다. 강하게 눌러서는 안된다.

다리 급소의 지압법

① 지압을 받는 사람을 천정을 보고 똑바로 눕히고 다리 옆에 앉는다.

② 다리의 3리는 양손의 엄지손가락을 포개서 강하게 하고 3음교나 태계를 누르면 통증이 있으므로 아프지 않을 정도로 가볍게 누른다.

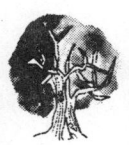

> 숨을 내쉬면서 누르고 숨을 들이 마쉬면서 힘을 뺀다. 받는 사람도 호흡을 맞춘다.

• 효과있는 지압 방법 (등과 배) •

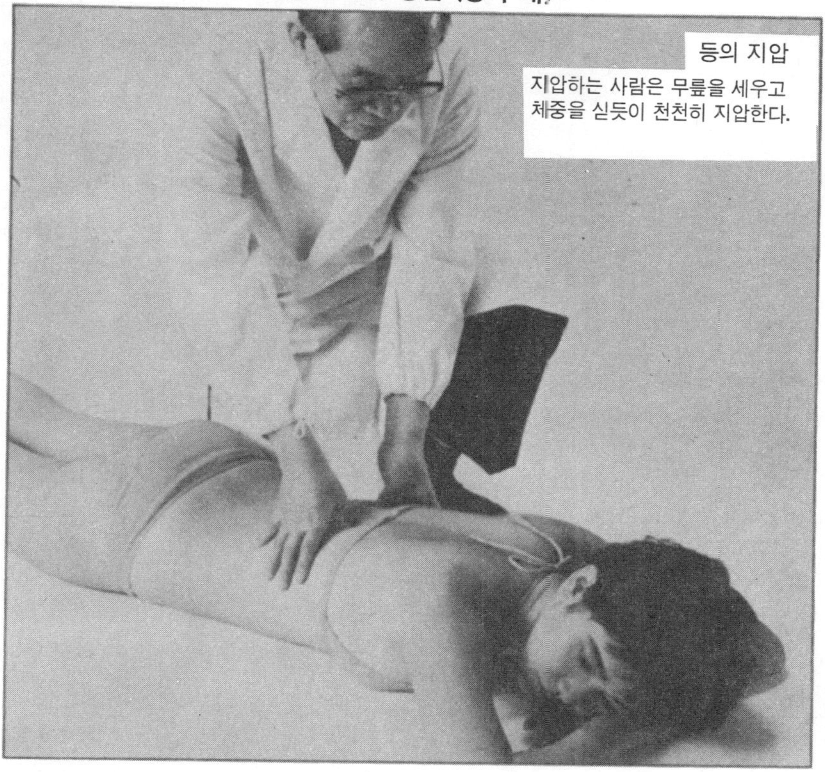

등의 지압
지압하는 사람은 무릎을 세우고 체중을 싣듯이 천천히 지압한다.

배의 지압

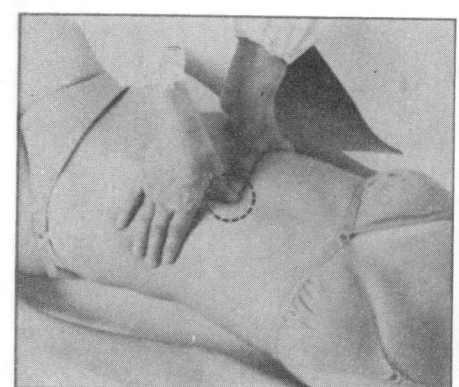

손의 무게로 누르는 정도로 극히 가볍게

지압의 요령

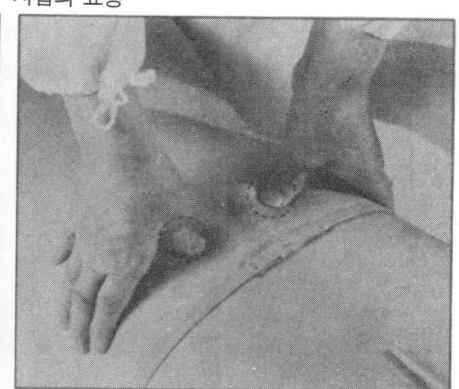

급소에 엄지손가락 배를 바닥을 숨을 쉬면서 체중을 실어 간다. 받는 사람도 그에 호흡을 맞추면 효과가 높아진다.

• 효과 있는 지압의 방법(어깨, 손, 발 안쪽) •

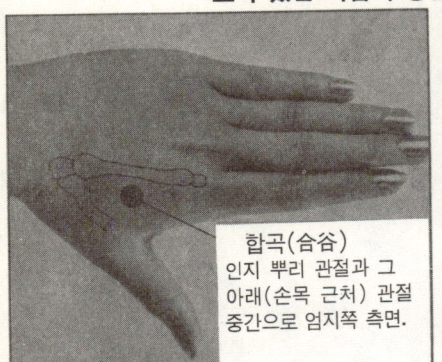

합곡(合谷)
인지 뿌리 관절과 그 아래(손목 근처) 관절 중간으로 엄지쪽 측면.

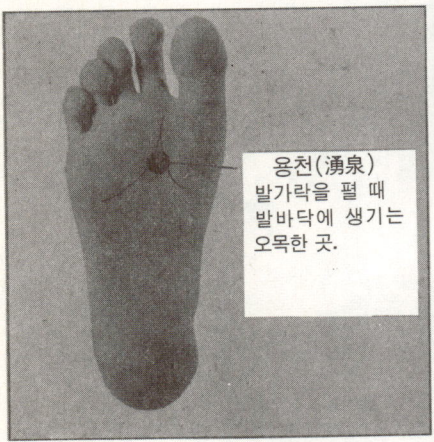

용천(湧泉)
발가락을 펼 때 발바닥에 생기는 오목한 곳.

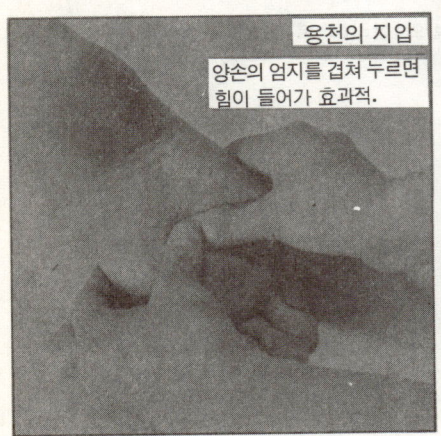

용천의 지압
양손의 엄지를 겹쳐 누르면 힘이 들어가 효과적.

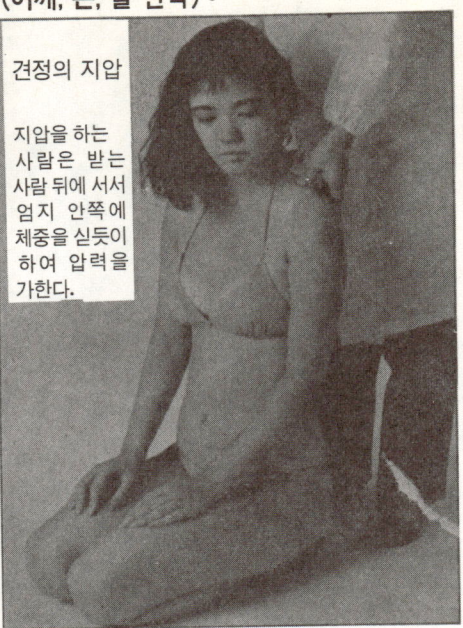

견정의 지압
지압을 하는 사람은 받는 사람 뒤에 서서 엄지 안쪽에 체중을 싣듯이 하여 압력을 가한다.

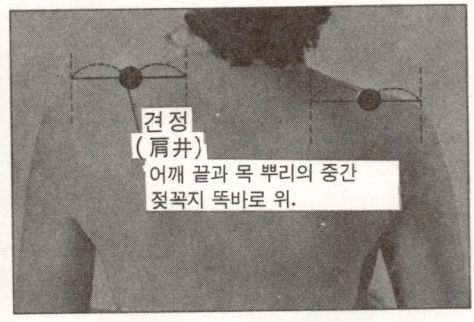

견정(肩井)
어깨 끝과 목 뿌리의 중간 젖꼭지 똑바로 위.

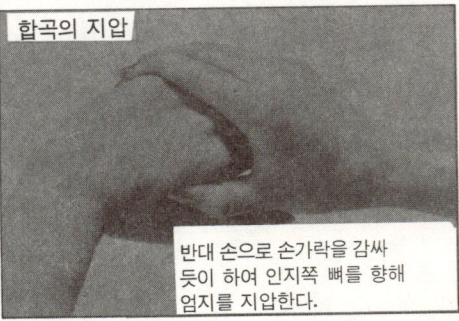

합곡의 지압
반대 손으로 손가락을 감싸듯이 하여 인지쪽 뼈를 향해 엄지를 지압한다.

• 효과있는 지압 방법(발의 급소)•

발의 삼리 지압

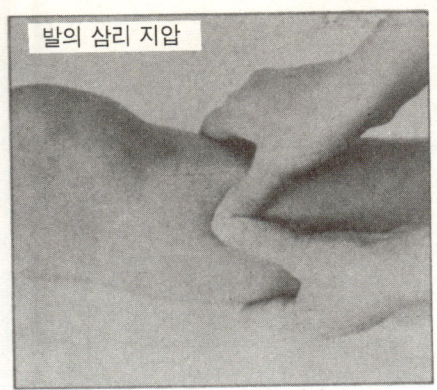

엄지를 겹쳐 누르면 힘이 잘 들어간다.

태계의 지압

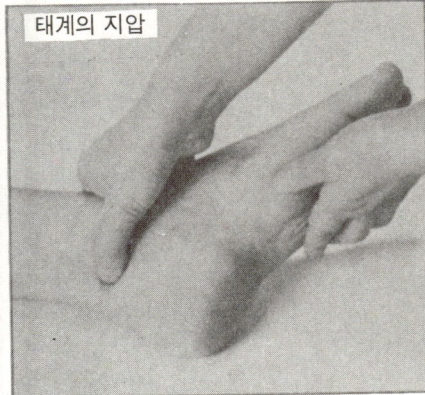

복사뼈를 향해 누르는 것이 요령.

삼음교의 지압

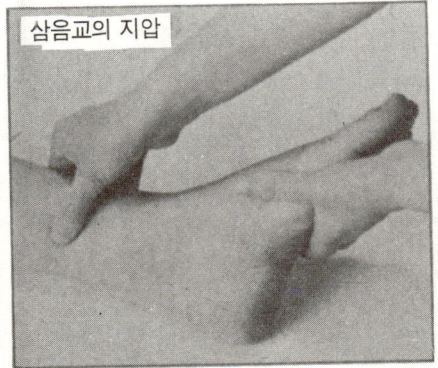

강하게 누르면 통증이 있으므로 기분좋게 느낄 정도의 강도로.

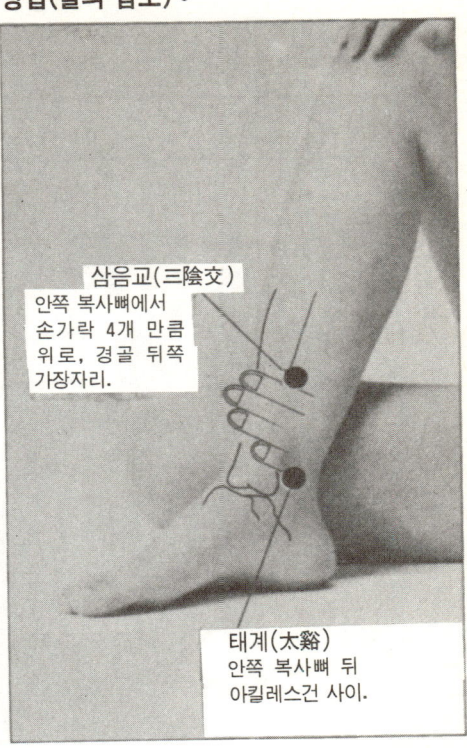

삼음교(三陰交)
안쪽 복사뼈에서 손가락 4개 만큼 위로, 경골 뒤쪽 가장자리.

태계(太谿)
안쪽 복사뼈 뒤 아킬레스건 사이.

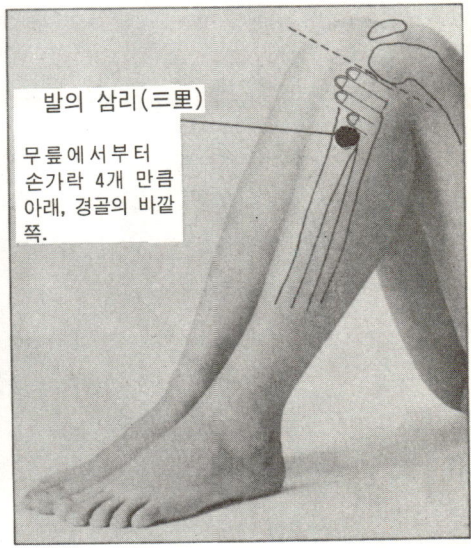

발의 삼리(三里)
무릎에서부터 손가락 4개 만큼 아래, 경골의 바깥쪽.

④ 급소요법으로 치료한다

지압효과를 높이는 간단한 체조

냉증에 효과가 있는 급소의 지압을 체조와 짝맞추어 보았다. 급소자극에 체조의 효과가 더해지고, 그 위에 호흡법을 잘 맞추면 지압효과가 훨씬 높아진다.

배 급소의 자극체조

① 다리를 앞으로 뻗고 바닥 위에 앉는다.

② 좌우의 가운데손가락을 기해(氣海)위에 겹친다.

③ 숨을 내쉬면서 허리를 꺾어 상체를 앞으로 하고 손가락끝을 사용해 기분의 강도로 기해를 누른다. 숨을 쉴 때에 상체를 일으키며, 이것을 5회 반복한다.

④ 다음에 손가락끝을 관원(關元)의 위치로 이동해서 마찬가지로 앞으로 굽히고 관원을 5회 지압한다.

⑤ 이번에는 양손으로 허리를 껴안듯이 하여 가운데손가락의 머리를 좌우의 천추(天樞)에 댄다.

⑥ 앞과 마찬가지로 숨을 내쉬면서 상체를 앞으로 굽히고, 천추를 누른다. 숨을 쉬면서 상체를 일으킨다. 5회 반복한다.

허리 급소의 자극체조

① 등받이가 있는 의자에 앉는다.

② 양손으로 주먹을 쥐고 가운데손가락이 이어진 부분 가장 높은 곳을

등의 신유에 대고 등받이와의 사이에 끼운다.
　③ 등줄기를 펴고, 숨을 내쉬면서 상체를 뒤로 돌린다. 주먹의 뾰족한 부분으로 자연스럽게 지압이 된다.
　④ 숨을 들이쉬면서 상체를 원래대로 되돌린다. 5회 반복.
　⑤ 마찬가지 자세로 이번에는 주먹의 뾰족한 부분을 대장유에 꼭 대고 마찬가지로 상체를 돌리고 되돌린다. 5회 반복한다.
다리 급소의 자극체조
　① 다리를 앞으로 뻗고 앉는다.
　② 무릎을 가볍게 돌리고, 양손바닥으로 양발의 정갱이를 품듯이 해서 엄지손가락을 삼음교(三陰交)에 댄다.
　③ 양발목을 강하게 돌리고, 발끝을 손앞으로 끌어들이듯이 다리에 힘을 넣어 손의 엄지손가락으로 가볍게 3음교를 누른다.
　④ 숨을 후하고 내쉬면서, 동시에 발의 힘을 뺀다. 이렇게 하면 굳게 붙어 있던 근육이 풀려서 엄지손가락이 자연히 3음교를 자극하는 것을 알 수 있게 될 것이다.
　⑤ 또한 숨을 들이쉬면서 힘을 넣어 발목을 돌린다. 반복해서 5회 실시한다.
　⑥ 같은 자세에서 손의 위치를 바꿔 이번에는 발목의 윗부분을 손바닥으로 잡고, 엄지손가락을 복사뼈 뒤의 태계(太谿)에 댄다.
　⑦ 마찬가지로 발목에 힘을 넣어서 돌리고, 숨을 내쉬면서 힘을 빼고 태계를 지압한다. 5회 반복한다.
　⑧ 태계는 복사뼈를 향해서 아프지 않을 정도로 누르는 것이 요령.

급소자극에 운동의 효과와 호흡의 효과가 가해져 효과는 3배 증가한다.

• 배의 지압효과를 높이는 체조 •

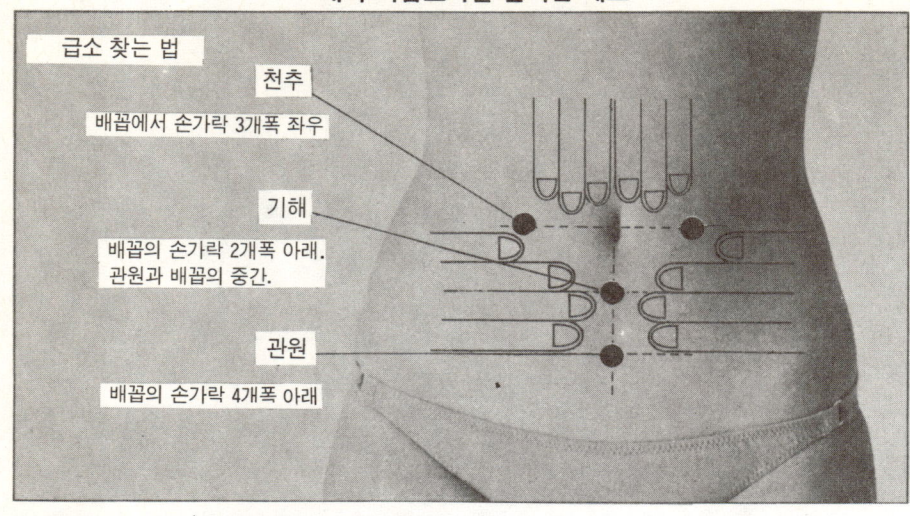

급소 찾는 법

천추
배꼽에서 손가락 3개폭 좌우

기해
배꼽의 손가락 2개폭 아래.
관원과 배꼽의 중간.

관원
배꼽의 손가락 4개폭 아래

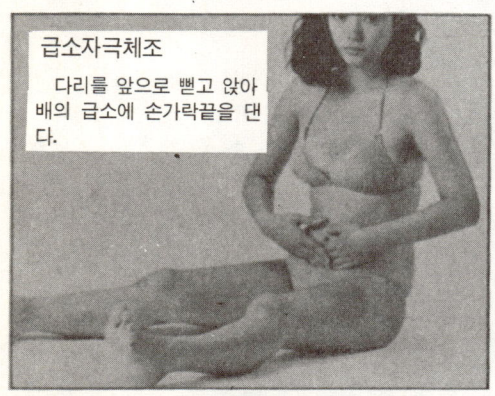

급소자극체조
다리를 앞으로 뻗고 앉아 배의 급소에 손가락끝을 댄다.

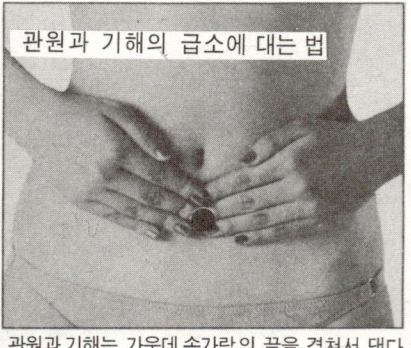

관원과 기해의 급소에 대는 법

관원과 기해는 가운데 손가락의 끝을 겹쳐서 댄다.

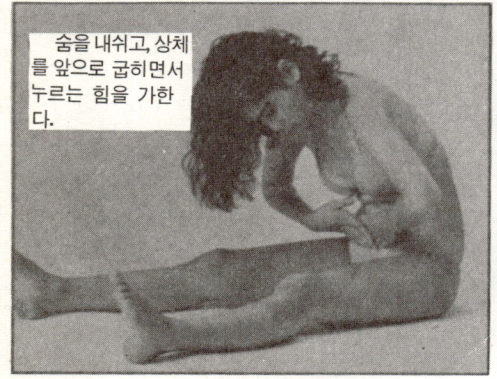

숨을 내쉬고, 상체를 앞으로 굽히면서 누르는 힘을 가한다.

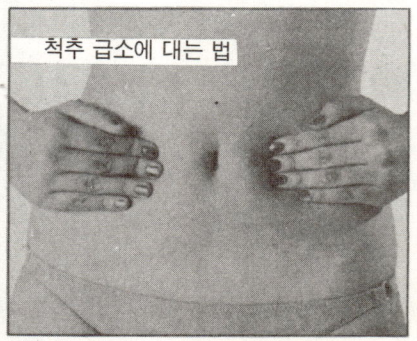

척추 급소에 대는 법

좌우 척추에 가운데 손가락의 배를 댄다.

• 허리의 지압효과를 높이는 체조 •

급소 찾는 법

견유(腎兪)
늑골 최하단의 높이로, 등골에서 좌우로 손가락 2개폭 부분.

대장유(大腸兪)
벨트를 매는 요골의 부분으로, 등골에서 손가락 2개폭 좌우.

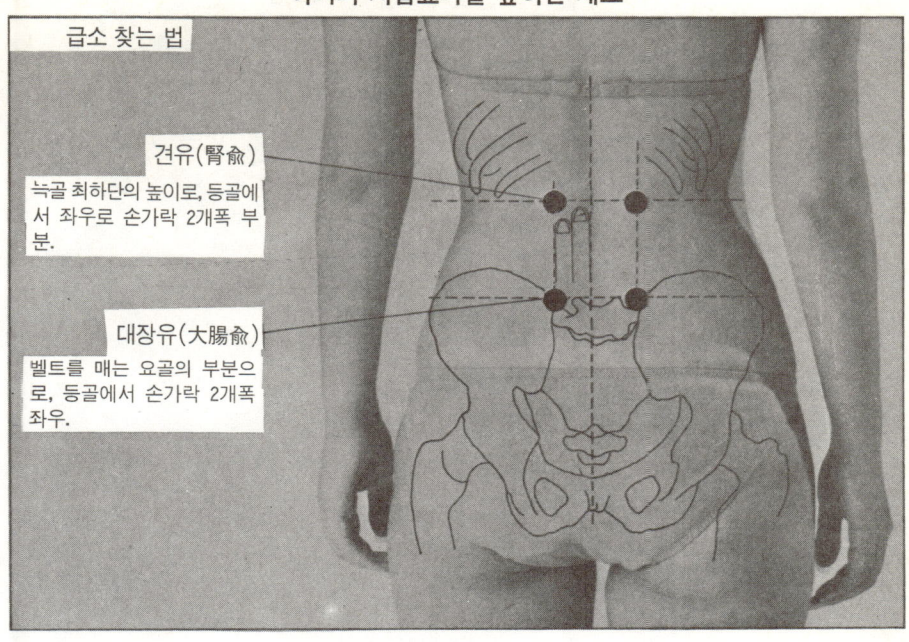

급소 자극체조

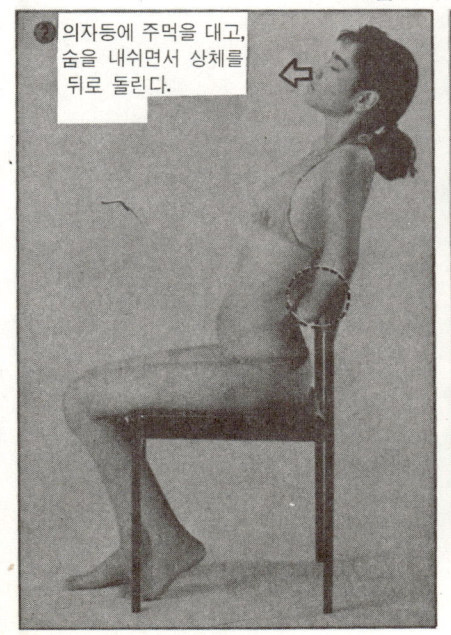

② 의자등에 주먹을 대고, 숨을 내쉬면서 상체를 뒤로 돌린다.

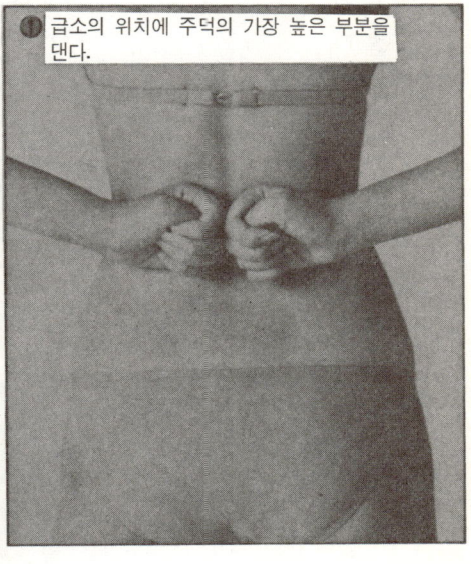

① 급소의 위치에 주먹의 가장 높은 부분을 댄다.

• 발의 지압효과를 높이는 체조 •

급소 자극체조

① 다리를 앞으로 뻗고 앉아서 발목을 잡듯이 하여 엄지손가락을 3음교, 혹은 태계(太谿)에 댄다.

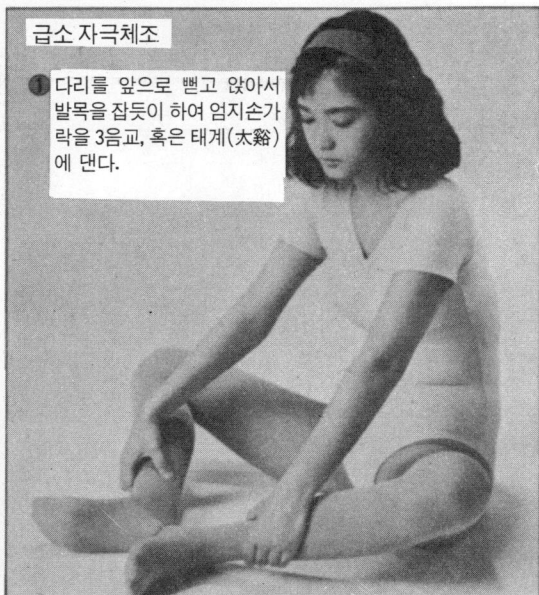

급소 찾는 법

삼음교(三陰交) 안쪽 복사뼈에서 손가락 4개 폭 만큼의 위로, 경골의 뒤언저리

경골

태계(太谿) 안쪽 복사뼈의 뒤와 아킬레스건과의 사이

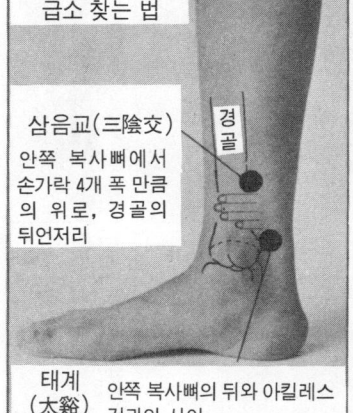

② 엄지손가락을 급소에 대고 발끝을 앞으로 당긴다

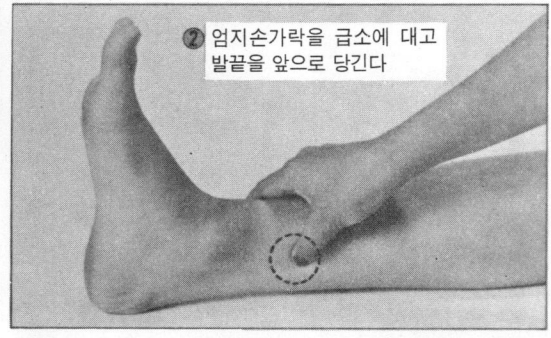

③ 숨을 후하고 내쉬어, 발목의 힘을 빼고, 동시에 손가락에 힘을 넣어서 지압한다.

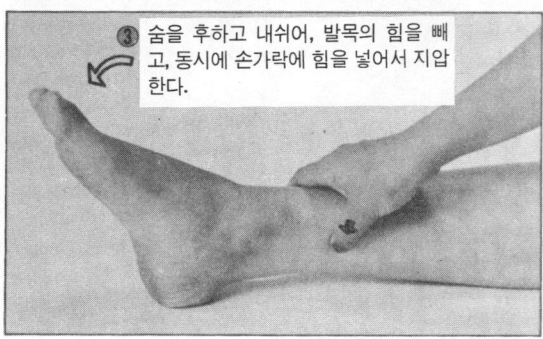

① 증상별 · 냉증의 치료법

어깨결림을 동반할 때

 냉증인 사람의 이야기를 들어보면, 대부분의 사람이 어깨결림을 호소한다. 실제로 냉증인 사람을 보면 대개 어깨결림을 동반하고 있다. 냉증의 주된 원인은 자율신경의 기능이 좋지 않은 데에 있는데, 자율신경의 기능이 흐뜨러지기 쉬운 사람은 또한 어깨가 결리기 쉬운 것이다.
 심하게 어깨가 결릴 때에는 눈이 나쁘다, 안경이 맞지 않는다, 위장이 나쁘다, 이가 나쁘다, 허리나 무릎에 고장이 있다는 등을 생각할 수 있으므로 이상이 있는지 어떤지 체크해 보는 것도 중요하다.

우선 팔이나 목을 움직이는 운동을
 그러나 그렇다고는 해도 어깨결림의 대부분은 자세가 나쁘거나, 긴장하고 일을 하거나, 정신적으로 긴장하고 있는 것 등이 원인이다.
 등을 둥글게 하고 각로에 들어가 있었다고 하자. 그러면 몸이 앞으로 굽게 되어서 머리가 전방으로 튀어나오기 때문에 무거운 머리를 받쳐주기 위해 목과 어깨 근육이 긴장한다. 이 상태가 계속되면 근육이 피곤해지고, 어깨가 결리게 되는 것이다. 또한 퍼스컴이나 워드프로세서를 칠 때에는 손끝만을 사용하고 팔을 고정시킨 자세를 유지하기 때문에 그 팔을 받쳐주기 위해 근육은 긴장을 계속하지 않으면 안되므로 장시간이 지나면 결리고 마는 것이다. 정신적인 긴장을 하고 있어도 어깨를 지치고 있어서 근육을 긴장시키고 있는 것이다. 어깨결림이란 이처럼 목이나 어깨 근육의 긴장상태가 계속되기 때문에 생기는 증상으로, 구석구석까지 몸을 움직이는 일을 하고 있는 한 거의라고 해도 좋을 만큼 생기기 싶다. 그러므로 어깨가 결릴 때에는 우선, 팔이나 목을 회전시키는 등의 운동을 해서 긴장을 계속하고 있는 근육을 풀어 주도록 하는 일이 중요하다.

어깨결림의 특효 급소요법

냉증에 어깨결림을 동반할 때는 우선, 먼저 설명한 냉증에 대한 뜸질, 혹은 지압을 해준다. 그런 다음 어깨결림의 특효급소라고 하는 견정(肩井)과 고황(膏肓)에 자극을 행하면 한층 효과가 오른다.

① 견정(肩井)은 목이 이어지는 부분과 어깨끝의 중간, 유두에서 바로 위에 있다. 이 급소에 생강뜸을 뜬다. 지압을 할 때에는 뒤에 서서 (혹은 무릎을 세우고 앉아서) 체중을 걸면서 천천히 누른다. 주무르듯이 해도 기분이 좋을 것이다.

② 고황(膏肓)은 견갑골의 등골쪽 언저리로 상하의 거의 중앙, 가볍게 굽어있는 각에 있다. 뜸을 떠도 좋으며 또 지압을 할 때에는 기분 좋을 정도의 강도로 눌러준다.

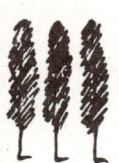

> 팔이나 목을 회전시켜서 근육의 결림을 푼다. 그런 다음 어깨와 등의 급소를 누르면 안전.

• 어깨의 지압 •

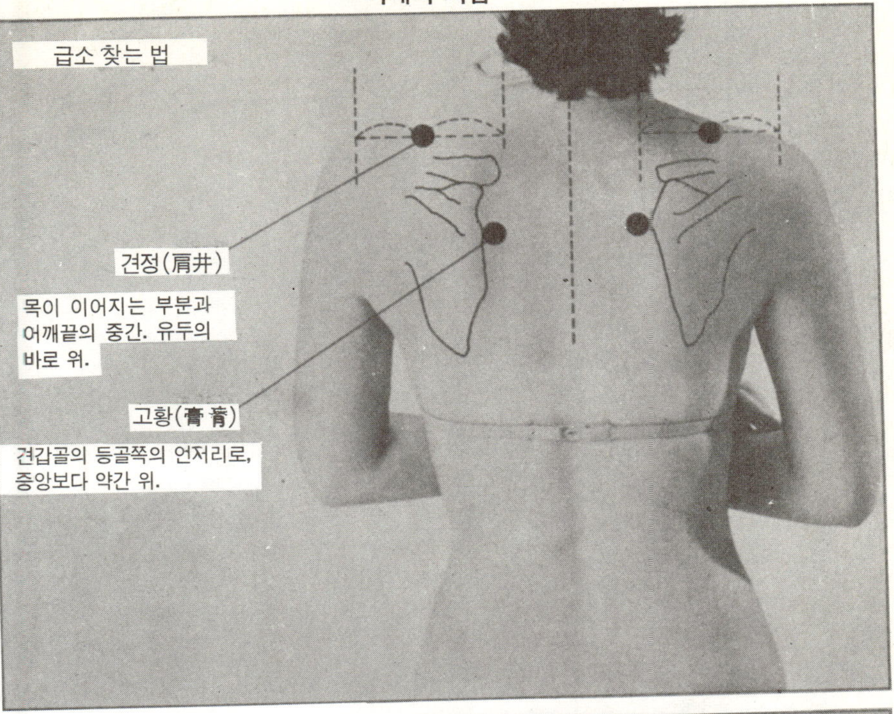

급소 찾는 법

견정(肩井)
목이 이어지는 부분과 어깨끝의 중간. 유두의 바로 위.

고황(膏肓)
견갑골의 등골쪽의 언저리로, 중앙보다 약간 위.

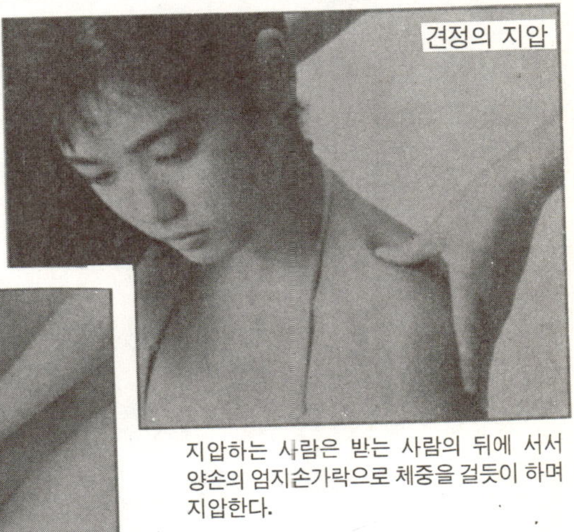

견정의 지압

지압하는 사람은 받는 사람의 뒤에 서서 양손의 엄지손가락으로 체중을 걸듯이 하며 지압한다.

고황의 지압

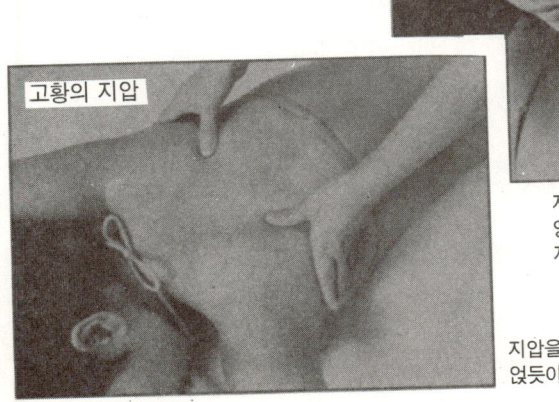

지압을 받는 사람을 엎드려 눕히고, 체중을 얹듯이 하며 지압한다.

② 증상별·냉증의 치료법

빈혈을 동반할 때

빈혈이라는 것은 문자 그대로 혈액중의 산소 운반역인 적혈구의 수가 적어진 상태를 말하는데, 대부분의 경우 냉증과 합병되기 쉬운 듯하다.

어째서 그런지는 잘 알 수 없지만, 하나로는 산소의 공급이 제대로 안되어서 에네르기를 점차 낼 수 없기 때문이 아닌가하고 생각된다. 또한 원래 냉증인 사람은 전신 기능의 하나가 제대로 기능하고 있지 않기 때문에 혈액의 재료가 되는 영양의 흡수가 불충분하거나 조혈작용이 제대로 되지 않는 탓인지도 모른다.

빈혈의 대부분은 철분이 부족해서 생기는 철결핍성 빈혈인데, 무서운 혈액의 병이나 치질 등의 출혈성 병의 원인이 있는 수도 간혹 있다.

또한 여성의 경우 매월 생리 때문에 피를 잃기 때문에 남성에 비해서 적혈구가 적으며 빈혈 기미를 가진 사람이 많은 것이다. 빈혈이 있으면 피로, 현기증, 앉았다 일어설때의 현기증, 가슴 두근거림 등의 불쾌증상이 나오기 때문에 확실히 치료를 해 둔다.

빈혈을 고치는 급소요법

동양의학에서는 빈혈의 치료에 즈음하여 전신기능을 높임과 함께 혈액의 재료가 되는 영양이 충분히 취해질 수 있도록 위장의 기능을 높이는 대책을 취한다. 전신의 기능을 촉진하는 급소는 앞에 소개한 냉증의 급소가 포함되는데, 그 중에서도 신경작용을 조정하는 합곡(合谷), 전신의 기능을 높이는 것과 함께 위장병을 고치는 명혈인 발의 삼리, 여성의 생리에 관계가 깊은 혈액순환에도 중요한 관계가 있는 신유 등이 특히 중요한 급소이다.

이상에 덧붙여서 위장의 기능을 높여 영양분의 소화흡수를 촉진하는 급소로서 다음의 3가지 급소를 선택한다.

① 간유(肝兪)

견갑골의 하단부터 밑으로 손가락 3개분, 등골에서 좌우로 손가락 2개분의 부분에 있으며, 영양대사에 중요한 간장과 위의 기능에 관계깊은 급소이다.

② 비유(脾兪)

간유의 아래 손가락 3개폭, 위유의 위 손가락 1개반에 위치한다. 비유는 위유와 표리일체의 관계에 있으며 위의 작용에 있어서 중요한 급소이다.

③ 위유(胃兪)

늑골하단에서 손가락 3개폭 위에 있으며, 문자 그대로 위의 기능에 가장 관계가 있는 급소이다.

이상 3개의 급소는 지압이든 뜸질이든 괜찮다. 지압을 받는 사람은 엎드려 눕히고, 약간 강하게 누르는 것이 요령이다.

이러한 급소요법에 더불어 혈액을 만드는 재료가 되는 철이나 단백질이 풍부한 간, 대합, 콩, 고기, 우유, 치즈, 시금치를 비롯한 야채류를 충분히 섭취하는 일도 잊지 않도록 한다.

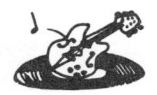

> 위장의 작용을 높이는 급소를 자극해서 소화흡수력을 늘인다. 그런 다음 영양보급을 한다.

• 등의 지압 •

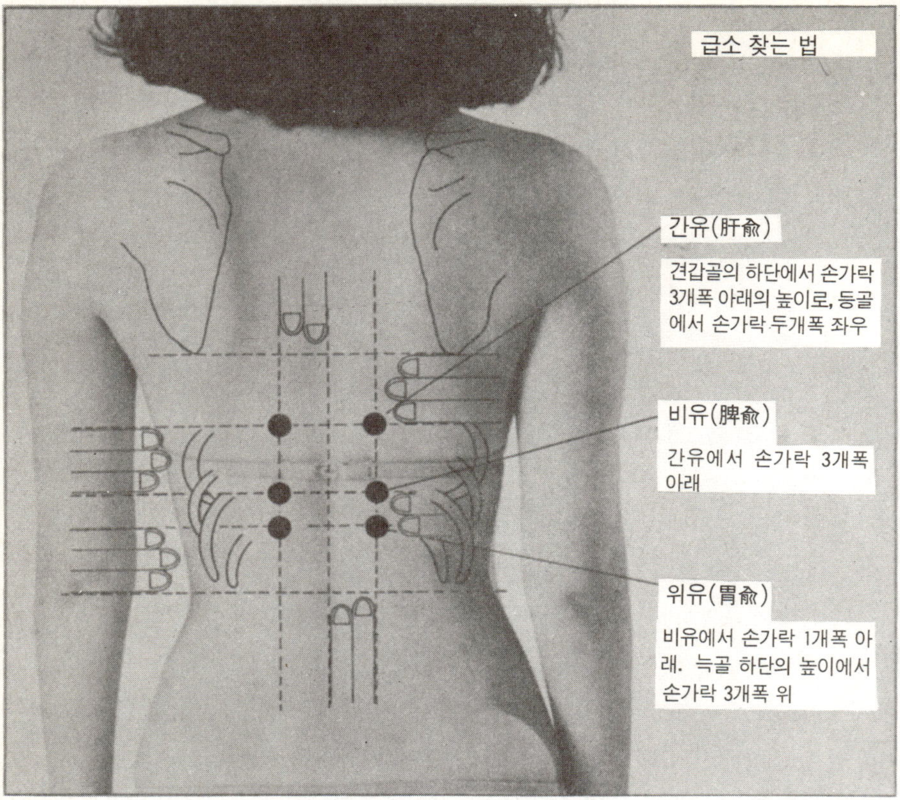

급소 찾는 법

간유(肝兪)
견갑골의 하단에서 손가락 3개폭 아래의 높이로, 등골에서 손가락 두개폭 좌우

비유(脾兪)
간유에서 손가락 3개폭 아래

위유(胃兪)
비유에서 손가락 1개폭 아래. 늑골 하단의 높이에서 손가락 3개폭 위

지압법(위유)

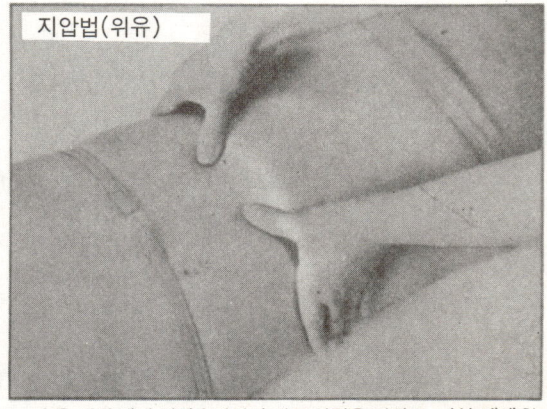

숨을 내쉴 때에 엄지손가락의 배로 압력을 가하고, 마실 때엔 힘을 늦춘다. 지압을 받는 사람도 여기에 호흡을 맞추듯이 하면 한층 효과가 높아진다.

③ 증상별·냉증의 치료법

두근거림·호흡곤란을 동반할 때

 냉증으로 고생하고 있는 사람들 중에는 가슴 두근거림, 호흡곤란 등의 증상을 동반하는 사람이 있다. 언뜻 보면, 아무런 관련이 없는 증상처럼 생각되지만 몸의 기능을 자동 조절하고 있는 자율신경 기능의 부조화 때문에 생긴다는 점에서 일치한다.
 그렇다고 해도 가슴 두근거림, 호흡곤란은 심장병의 중요한 증상이며, 협심증이나 근경색(筋梗塞)이 시작되고 있다는 신호이기도 하므로 한번 쯤은 꼭 전문적인 검사를 받아 두기 바란다.

가슴 두근거림, 호흡곤란을 치료하는 급소
 급소요법에서는 우선, 먼저 이야기한 냉증의 급소에 뜸질이나 지압을 하는 것이 기본이 된다. 그렇게 해서 심장의 기능에 관계가 있는 급소를 찾아내어 뜸이나 지압을 행한다.
 이렇게 하게 되면 전신에 활력이 넘치고, 혈액순환도 좋아지는 동시에 자율신경의 기능도 조정되기 때문에 냉증이 좋아짐과 함께 가슴 두근거림, 호흡곤란 등도 없어져가는 것이다.
 역시 심장의 기능과 관계깊은 급소로서 다음의 3개를 선택한다.
 ① 단중(膻中)
 유두의 높이에서 가슴의 정중간에 위치한다. 가슴의 두근거림, 호흡곤란, 가슴의 통증 등 심장의 증상에 효과가 좋은 급소로 노이로제의 특효

혈로서도 알려져 있다. 임맥(任脈)이라고 불리는 경락(에네르기가 흐르는 경로)에 속하는데, 임맥은 심경(心經)이나 심포경(心包經)이라는 심장의 기능을 담당하고 있는 경락을 조절하는 역할을 하고 있다.

게다가 임맥 중에서 단중은 심경과 심포경에 가장 깊은 관계를 가진 급소이기 때문에 효과의 정도를 짐작할 수 있을 것이다.

단중의 자극은 뜸이든 지압이든 상관 없다. 지압을 할 때에는 압통이 있으므로 다른 급소의 반 정도 힘으로 가볍게 눌러 준다.

② 극문(郄門)

앞팔의 안쪽 손목과 팔꿈치의 한가운데로, 좌우 중앙으로 위치한다. 다음의 노궁(勞宮)과 함께 심포경이라는 경락의 급소이다.

심포(心包)라는 것은 심장을 싸고 있는 주머니라는 의미이고, 심포경(心包經)은 심(심장과 정신의 양면)의 방위병으로서 작용하며, 심경(이것도 심장의 기능을 조절하고 있다)의 기능을 뒷받침하고 있다. 그러므로 극문은 다음의 노궁과 함께 가슴의 두근거림, 호흡곤란, 흉통 등 심장의 증상과 더불어 정신적인 흥분을 진정시키는 작용이 있는 것이다. 지압을 할 때에는 앞팔을 손바닥으로 감싸듯이 하며 엄지손가락의 배를 사용해 기분 좋을 정도의 세기로 누른다.

③ 노궁(勞宮)

손바닥의 거의 중앙으로, 둘째손가락과 가운데 손가락 뼈의 사이. 뜸, 혹은 지압을 하는데 지압은 손가락을 끼우듯이 해서 엄지손가락의 배로 기분 좋을 정도로 누르도록 한다.

심장을 원기왕성하게 하는 가슴의 급소 '단중'을 가볍게 누른다. 팔과 손바닥에도 특효혈(特効穴)이 있다.

• 가슴과 손의 지압 •

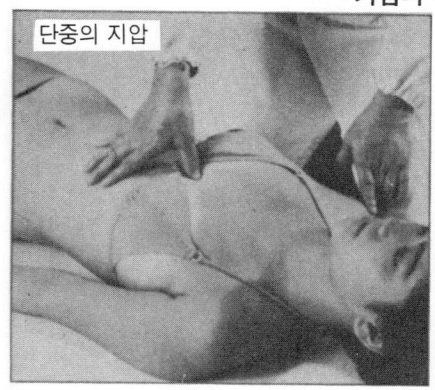

단중의 지압

압통이 있으므로 너무 힘을 가하지 말고, 가볍게 누르도록 한다. 부드럽게 이기듯이 문질러도 좋다.

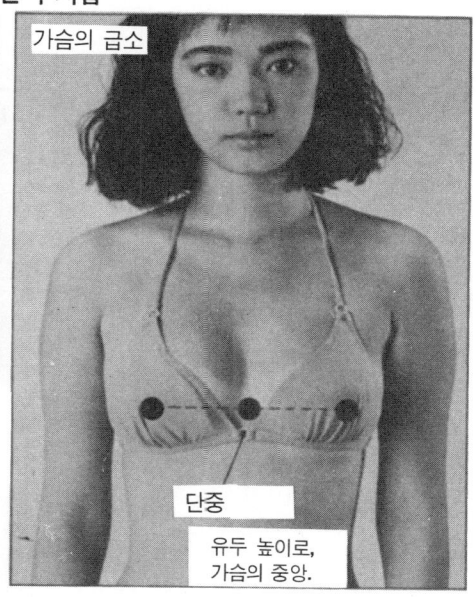

가슴의 급소

단중
유두 높이로, 가슴의 중앙.

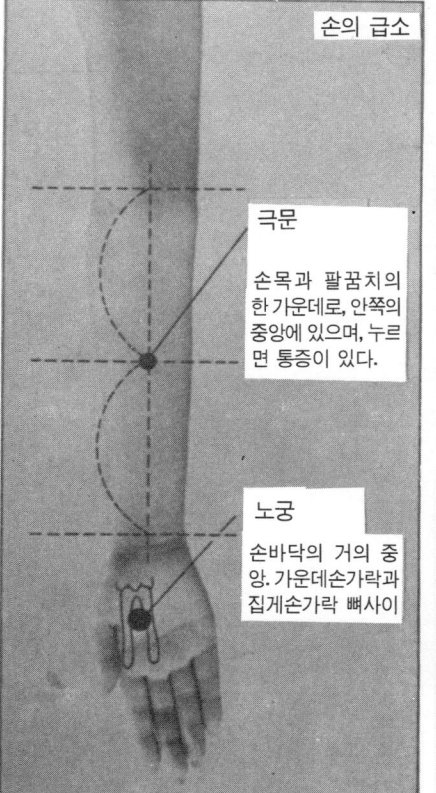

손의 급소

극문
손목과 팔꿈치의 한 가운데로, 안쪽의 중앙에 있으며, 누르면 통증이 있다.

노궁
손바닥의 거의 중앙. 가운데손가락과 집게손가락 뼈사이

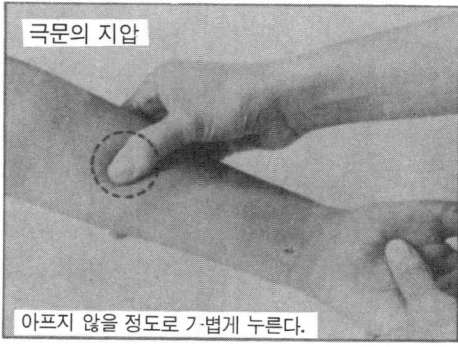

극문의 지압

아프지 않을 정도로 가볍게 누른다.

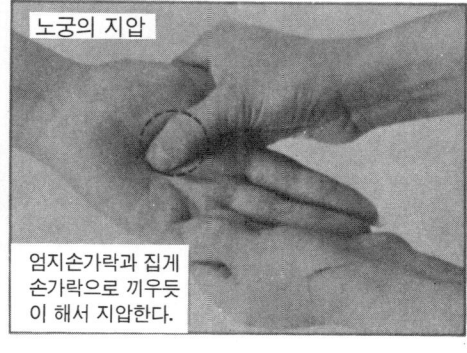

노궁의 지압

엄지손가락과 집게손가락으로 끼우듯이 해서 지압한다.

④ 증상별·냉증의 치료법

현기증을 동반할 때

현기증의 원인은 여러 가지이지만, 증상으로 분류하면 다음의 두 가지로 대별된다.

① 회전성 현기증

주위의 경치가 빙글빙글 회전할 때엔 몸의·밸런스를 유지할 수 없게 된다. 내이(內耳)에 있는 밸런스를 느낄 수 있는 기관이나, 거기에서 나오는 신경이나 뇌 등의 이상에 의해 일어난다. 잘 알려져 있는 메니에르(Menier's syndrome)병은 귀 속의 이상으로 회전성 현기증 난청이나 구역질, 구토 등을 동반한다.

② 현기증의 느낌, 일어설 때의 어지럼증

회전하는 느낌은 없고 휘청하거나, 둥둥 구름 위를 걷는 듯한 느낌이 드는 현기증이다. 급하게 일어서거나 머리를 일으킬 때에 기우뚱하는 어지럼증도 이 타입에 포함된다.

그 중에는 회전성 현기증의 가벼운 경우나 목뼈의 이상, 눈의 이상, 자율신경의 실조, 고혈압이나 저혈압, 심장병, 뇌동맥 경화 등이 원인으로 일어날 수도 있다.

냉증에 동반하는 현기증은 대개 자율신경의 기능이 나쁘기 때문에 일어나는 것이라고 생각된다. 그러나 드물게 메니에르병 등의 전조로 일어나는 수도 있으며, 그밖에 다른 원인이 있는 수도 있다. 그러므로 현기증이 반복되어 일어나거나 좀처럼 낫지 않을 때는 한번 전문적인 진찰을 받아야만 한다. 큰 병원이나 대학병원에서는 '현기증외래'가 마련되어 있는 곳이 늘고 있으며, 최근에는 난치의 현기증에 대해서 침 치료를 수입해 효과를 올리고 있는 병원도 있는 모양이다.

현기증에 잘 듣는 급소

우선, 냉증의 급소에 치료를 행하고 다시 마음에 드는 급소에 뜸질이나 지압을 가한다.

① 천주(天柱)

목근육의 2개의 굵은 근육 바깥쪽으로 머리뼈의 가장자리에 있다.

② 풍지(風池)

천주의 양쪽, 머리뼈와 이어진 패인 부분에 있다.

천주, 풍지와 함께 두통, 현기증, 어깨 결림, 고혈압, 눈, 코, 귀의 병 등 두부의 이상이나 병에 효과가 있는 급소이다.

약간 강한 듯하게 지압을 하면 기분 좋게 느낀다.

③ 발의 삼리(三里)

무릎에서 손가락 4개폭 아래로, 정강이 뼈의 바깥쪽 언저리에 있다. 만병에 잘 듣는 명혈(名穴)로 엄지손가락을 겹쳐서 강하게 지압한다.

④ 중려태(中厲兌)

다리의 둘째발가락 발톱이 나오는 중앙에 있으며, 현기증의 특효급소라 한다. 손가락 끝으로 아플 정도로 강하게 누르면 현기증의 발작이 멈추고 반복하는 중에 현기증이 일어나지 않게 된다. 뜸을 하면 한층 효과적이다.

> 둘째발가락의 발톱이 나오는 부분의 한가운데를 아프다고 느낄 정도로 강하게 누른다.

• 후두부와 다리의 지압 •

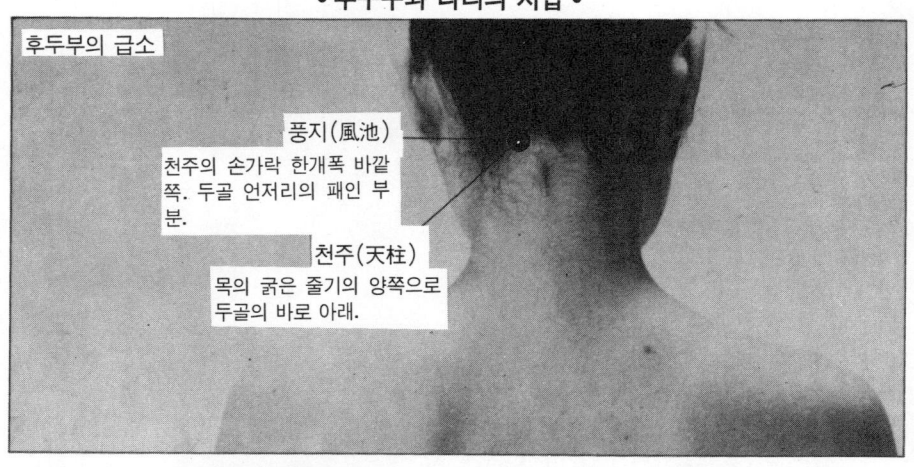

후두부의 급소

풍지(風池)
천주의 손가락 한개폭 바깥쪽. 두골 언저리의 패인 부분.

천주(天柱)
목의 굵은 줄기의 양쪽으로 두골의 바로 아래.

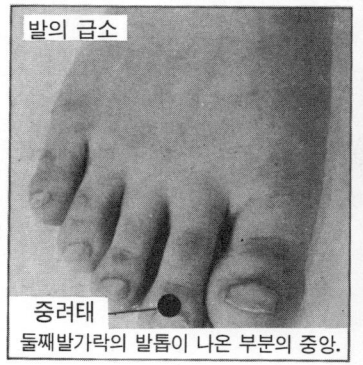

발의 급소

중려태
둘째발가락의 발톱이 나온 부분의 중앙.

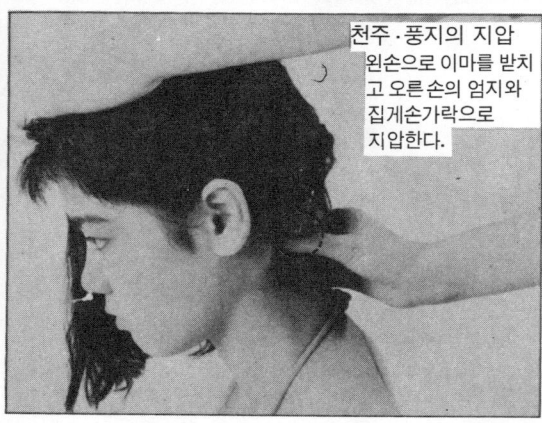

천주·풍지의 지압
왼손으로 이마를 받치고 오른 손의 엄지와 집게손가락으로 지압한다.

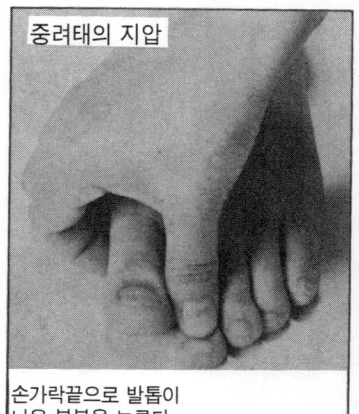

중려태의 지압

손가락끝으로 발톱이 나온 부분을 누른다.

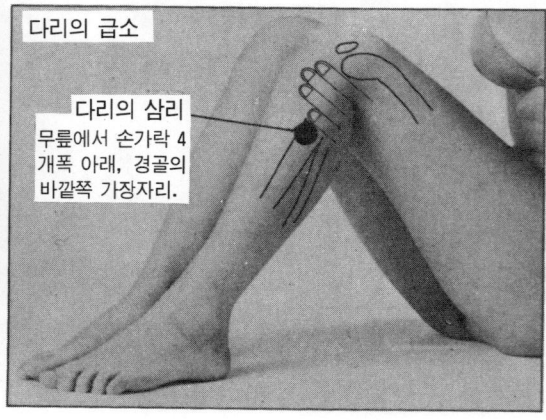

다리의 급소

다리의 삼리
무릎에서 손가락 4개폭 아래, 경골의 바깥쪽 가장자리.

⑤ 증상별 · 냉증의 치료법

불면·초조를 동반할 때

'다리가 얼음같이 차가워져서 제대로 잠들 수 없다'. 냉증 환자들을 접하고 있으면 이러한 고민을 늘 듣는다. 어쨌든 이러한 환자들은 자율신경의 기능이 제대로 작용하고 있지 않은 것 같다. 왜 이러한 일이 일어나는 것일까.

자율신경이라는 것은 교감신경과 부교감신경의 두개의 신경이 서로 밸런스를 취하면서 작용하고 있다. 낮에는 활동적으로 일하는 교감신경이 우위(優位)가 되고, 밤에는 휴양과 에네르기를 저축하듯이 일하는 부교감신경이 우위가 된다. 그런데 자율신경의 기능이 안좋은 사람은 이 질환이 제대로 안되기 때문에 정작 잠들 시간이 되어도 활동적인 교감신경이 작용해서 제대로 잠들 수 없는 것이다.

자율신경의 기능과 실생활의 밸런스가 무너지면 초조감이 생긴다. 또한 최근과 같이 스트레스가 많은 세상에서는 아무래도 신경이 항진되어 버리기 때문에 불면이 되는 수도 있다.

불면, 초조를 고치는 급소

냉증으로 잠들지 못하는 사람인 경우에는 불면을 치료하기 보다도 먼저 냉을 개선하지 않으면 안된다. 먼저 이야기한 것과 같은 여러가지 방법으로 다리·허리를 따뜻하게 하는 일을 우선 시험해 본다. 몸이 따뜻해지면 자율신경의 기능도 조정되어 신경의 항진도 진정되기 때문에 자연히 잠들 수 있게 될 것이다. 잠자리 속에서 휴대용 화로나 각로, 담요 조각 등을 사용하는 것도 좋을 것이다.

그런다음, 다음과 같은 급소의 치료를 자기 전에 행하면 신경의 항진이 진정되어 잘 잘 수 있게 된다.

① 신주(身柱)

어깨끝의 높이에 있는 등골이 나온 부분부터 세어서 3번째 내민 곳의 바로 아래.'산기(散氣)의 급소'라고 불리며, 신경과민을 가라앉혀 불면증이나 신경질적인 사람의 고혈압에 효과가 있다. 엄지손가락 끝으로 기분좋을 정도의 세기로 지압한다.

② 격유(膈兪)

견갑골의 하단의 높이로, 등골에서 좌우로 손가락 2개폭의 부분에 위치한다. 이 급소도 신경의 항진을 진정시키는 작용이 있다. 기분좋을 정도로 지압해 준다.

③ 합곡(合谷)·다리의 삼리(三里)

어느 곳이나 전신의 기능을 조정하는 특효급소이다.

불면이나 초조는 신경이 항진되어 있기 때문에 뜸보다 지압이나 마사지쪽이 유효하다.

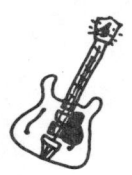

다리, 허리를 따뜻하게 해준다. 냉을 고치면 자연히 신경의 흥분이 사라져 졸음도 생긴다.

• 등과 팔 · 다리의 지압 •

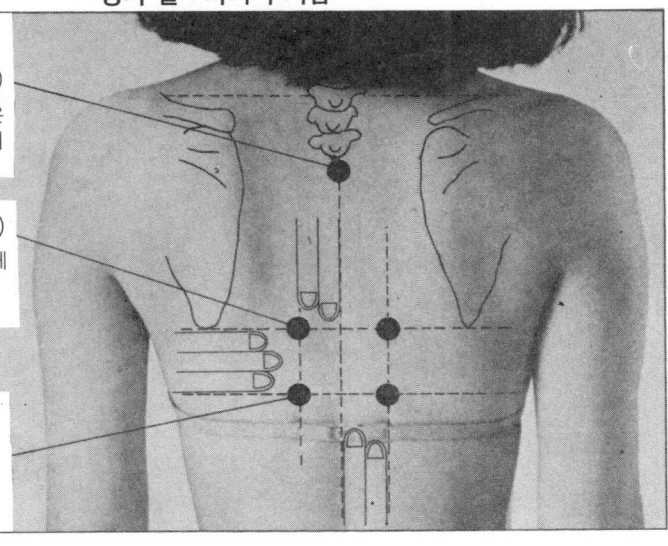

등의 급소

신주(身柱)
어깨높이의 등골이 튀어나온 부분부터 세어서 3번째의 돌출부 바로 아래.

격유(膈兪)
견갑골 하단의 높이로, 등골에서 좌우로 손가락 두개폭.

간유(肝兪)
견갑골 하단에서 손가락 3개 폭 만큼 아래로, 등골에서 좌우 손가락 2개 폭 만큼.

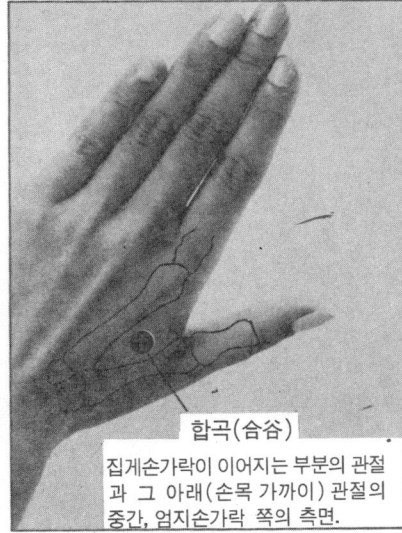

합곡(合谷)
집게손가락이 이어지는 부분의 관절과 그 아래(손목 가까이) 관절의 중간, 엄지손가락 쪽의 측면.

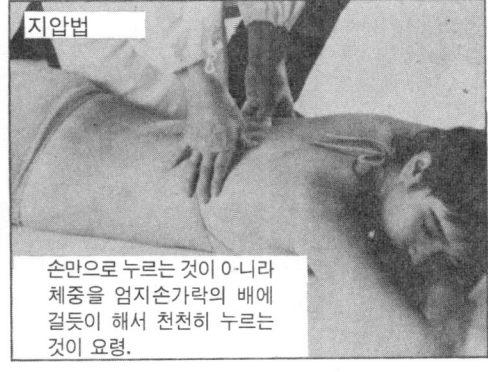

지압법
손만으로 누르는 것이 아니라 체중을 엄지손가락의 배에 걸듯이 해서 천천히 누르는 것이 요령.

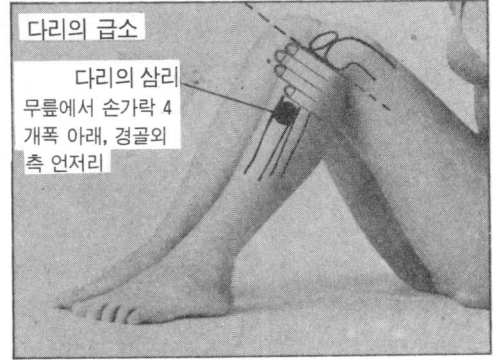

다리의 급소

다리의 삼리
무릎에서 손가락 4개폭 아래, 경골외측 언저리

⑥ 증상별·냉증의 치료법

설사·변비를 동반할 때

 냉증인 사람은 변비가 있거나 반대로 만성설사를 앓고 있거나 하는 수가 많기 마련이다. 대장의 기능도 자율신경에 지배되고 있기 때문에 자율신경의 기능이 나빠서 냉증이 된 사람은 대장에도 이상이 생기기 쉬운 것이다.
 변비 그 자체는 그다지 해가 되지는 않지만, 장시간에 걸쳐서 계속되면 대장암 등의 무서운 병의 원인이 되는 수가 있다. 그러므로 오래 계속되어 힘든 변비일 때에는 전문적인 검사를 받는 일도 필요하다.
 한편, 만성인 설사증이라는 것은 특히 걱정이 필요없는 경우가 대부분이다. 그러나 궤양성대장염이라든가 대장암, 암의 전단계인 폴립(polyp) 등이 원인이 되어 있는 수가 있으므로 한번은 검사를 받아두는 편이 안심할 수 있다.
 변비와 설사를 반복하는 타입인 경우에는 정신적 원인이 얽혀 있는 수가 많으며 치료하기 힘들기 때문에 전문의의 치료를 받을 것을 권한다.

변비 치료법
 ① 냉증에서 변비를 하는 사람은 우선 배를 따뜻이 해주는 일이 중요하다. 담요 조각 등으로 배꼽과 그 주변을 따뜻이 해준다.
 ② 그런 다음에 배를 마사지 한다. 배꼽 아래에서 시작해 배꼽 주위를 둥근 모양으로 돌린다. 손가락끝을 배벽에 파고 들듯이 하여 누르며 조금씩 이동해 가서 마지막에는 왼쪽 밑의 배, 서경부(鼠徑部)의 바로 윗부분

을 밑쪽으로 향해서 강하게 누른다.

급소요법으로서는 냉증의 급소에 부가해서 대장기능에 관계깊은 다음 세가지를 선택해 뜸, 혹은 지압을 한다.

① 대거(大巨)

배꼽 밑 손가락 3개폭의 높이로, 중앙에서 좌우로 손가락 3개폭의 부분. 변비, 설사외에 부인병에도 효과가 있는 급소이다.

② 대장유(大腸兪)

벨트를 매는 요골의 높이로, 등골에서 좌우로 손가락 두개폭의 부분은 장기능에 중요한 작용을 한다.

③ 변비점(便秘点)

늑골의 하단에서 손가락 2개폭 밑의 높이로, 등골에서 좌우로 손가락 4개폭의 부분은 변비에 특효가 있으며 지압할 때는 등골을 향해서 강하게 눌러준다.

설사 치료법

냉증으로 설사를 일으키고 있는 사람은 어쨌든 배와 허리를 충분히 따뜻하게 해 준다. 그런 다음에 냉증에 좋은 급소(특히 다리의 3리)와 대거(大巨), 대장유에 뜸을 하거나 지압을 한다.

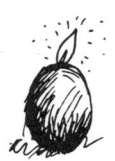

배를 따뜻하게 해주고 나선형으로 마사지. 왼쪽 아래 복부를 강하게 눌러주는 것도 변비에 좋다.

• 배의 마사지와 등의 지압 •

배의 마사지 방법
양손의 손가락끝을 겹쳐서 배에 파고 들듯이 누르면서 아래 사진의 화살표방향으로 진행해 간다.

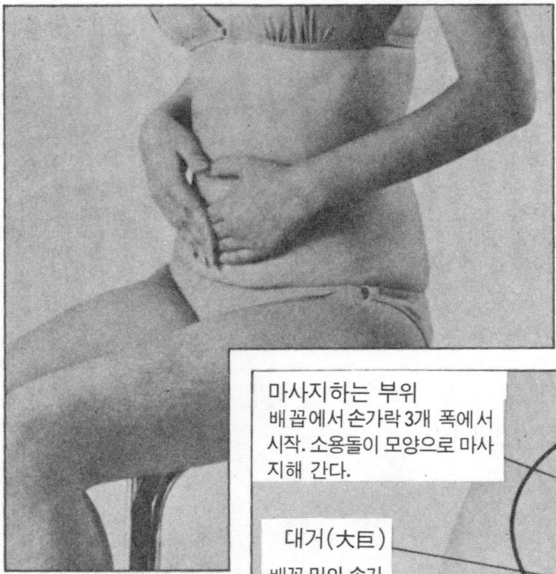

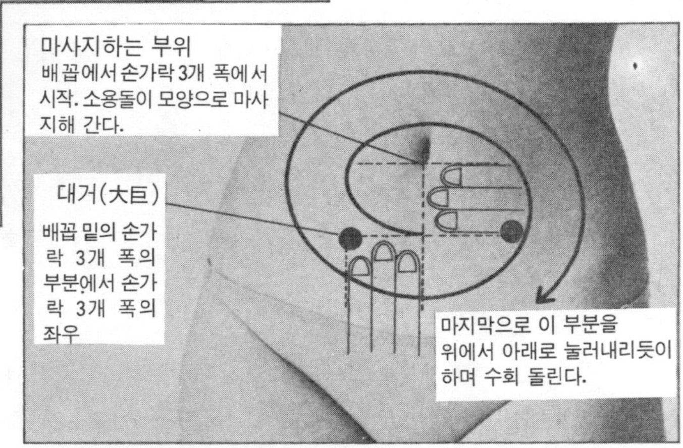

마사지하는 부위
배꼽에서 손가락 3개 폭에서 시작. 소용돌이 모양으로 마사지해 간다.

대거(大巨)
배꼽 밑의 손가락 3개 폭의 부분에서 손가락 3개 폭의 좌우

마지막으로 이 부분을 위에서 아래로 눌러내리듯이 하며 수회 돌린다.

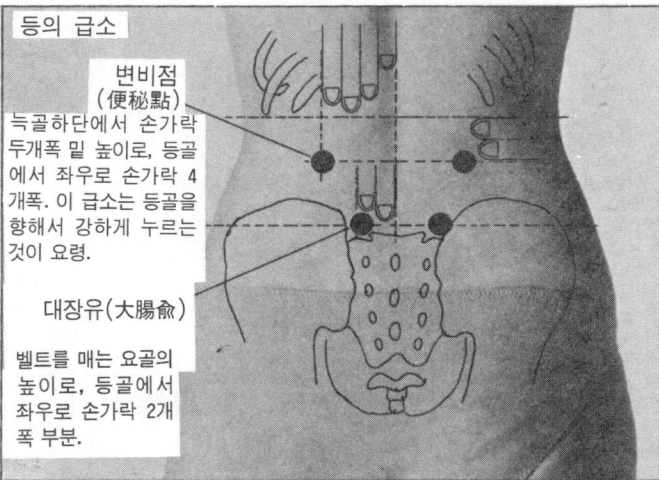

등의 급소

변비점(便秘點)
늑골하단에서 손가락 두개폭 밑 높이로, 등골에서 좌우로 손가락 4개폭. 이 급소는 등골을 향해서 강하게 누르는 것이 요령.

대장유(大腸兪)
벨트를 매는 요골의 높이로, 등골에서 좌우로 손가락 2개폭 부분.

⑦ 증상별·냉증의 치료법

생리불순·생리통을 동반할 때

여성의 생리는 호르몬에 의해서 콘트롤 되고 있다. 또한 이 호르몬의 분비와 자율신경의 기능은 서로 깊이 관련되어 있다. 호르몬의 분비가 순조롭지 않은 사람은 그 영향으로 자율신경의 기능이 나쁘고 냉증이 되며, 냉증인 탓으로 호르몬의 분비가 제대로 되지 않는 수도 있다. 냉증과 생리이상이 종종 겹쳐져 일어나는 것도 그 때문이다.

동양의학의 사고방식으론 생리불순 등의 부인병은 골반내에 오래된 피가 고여 있는 '어혈(瘀血)'때문에 일어나며, 냉증도 또한 그것이 원인이라고 한다. 생리불순이 있더라도 별로 생명에 관계되는 일은 없지만, 호르몬의 밸런스가 무너져 있는 탓으로 여러가지 불쾌증상이 나오게 된다. 생리가 가까워지거나, 양이 많아지거나 하면 빈혈의 원인이 되고 불임이 되는 수도 있다. 또한 생리통이 심할 경우에는 자궁근종이나 자궁내막증 등의 병이 의심되기도 한다.

그러므로 생리불순이나 생리통이 있을 때는 방치해 두지 말고 산부인과 의사의 진찰을 받도록 하자.

생리불순, 생리통의 급소요법

지금도 말했듯이 동양의학의 생각으로는 생리불순과 냉증은 모두 원인이 같은 곳에 있으므로 급소요법도 공통되어 있다. 냉증의 급소에 뜸이나 지압을 행하는 사이에 생리불순이나 생리통까지도 나아버리는 일이 많다.

　삼음교(三陰交)는 생리불순을 동반할 때에 특히 중요한 급소인데, 거기에 결해(血海)와 내정(內庭)에 중점적으로 뜸이나 지압을 하는 것이 효과적이다.

① 삼음교(三陰交)

　안쪽 복사뼈의 가장 높은 곳에서 손가락 4개폭 위로, 경골 뒷쪽의 언저리에 위치하며 누르면 통증이 있다. 이 급소는 '여자의 살리'라고도 불리며 부인병 치료에는 필수적이다. 생리불순, 생리통, 대하, 불임증등의 치료에 이용되는 특효약이다.

　지압할 때에는 손바닥으로 발목 위를 잡듯이 하며 엄지손가락의 배로 아프지 않을 정도로 누른다.

② 혈해(血海)

　무릎 안쪽 위의 각에서 손가락 3개폭 위. 오래된 피가 고인 어혈을 개선하는 데에 가장 효과가 있는 급소로, 어혈에 의해서 일어나는 월경의 이상, 배의 팽창, 요통 등에 효과가 있다. 누르면 통증이 있으며 어혈이 있는 사람은 특히 아프다. 가볍게 아플 정도의 세기로 지압한다.

③ 내정(內庭)

　둘째 발가락과 셋째 발가락의 사이를 손가락으로 눌러가면 처음으로 아픔을 느끼는 장소. 역시 부인병에 효과가 있는 급소로 지압은 엄지손가락을 겹쳐서 누른다.

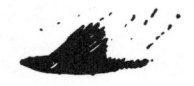

안쪽 복사뼈에서 손가락 4개폭 위에 있는 여성의 특효급소 '삼음교'에 지압과 뜸을 한다.

• 발의 지압 •

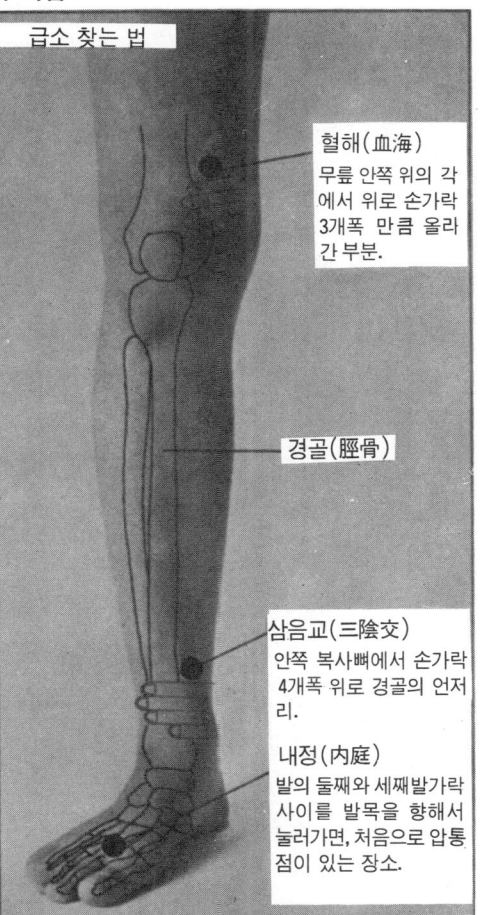

급소 찾는 법

혈해(血海) 무릎 안쪽 위의 각에서 위로 손가락 3개폭 만큼 올라간 부분.

경골(脛骨)

삼음교(三陰交) 안쪽 복사뼈에서 손가락 4개폭 위로 경골의 언저리.

내정(內庭) 발의 둘째와 세째발가락 사이를 발목을 향해서 눌러가면, 처음으로 압통점이 있는 장소.

혈해의 지압

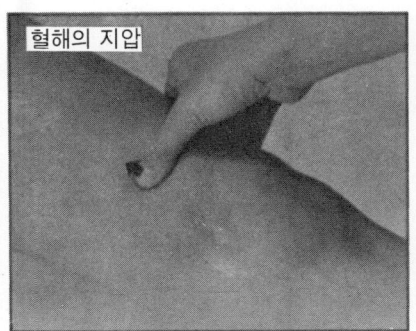

다리를 잡듯이 해서 엄지손가락의 배를 급소에 대고 위쪽으로 잡아올리듯이 지압한다.

삼음교의 지압

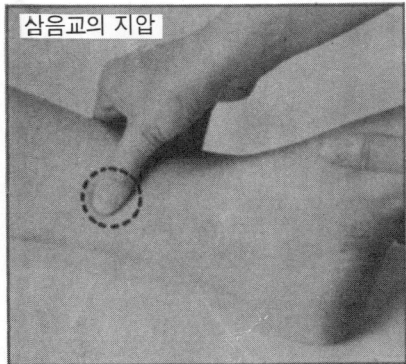

고통이 없을 정도의 세기로 누른다.

내정의 지압

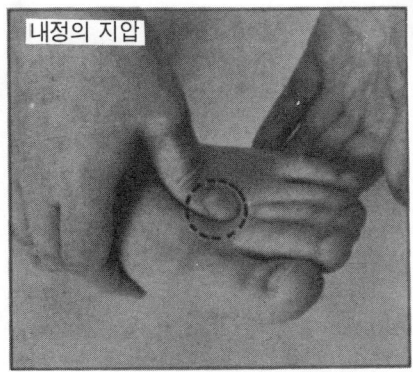

압통이 있으므로 고통이 없을 정도로 누른다. 이기듯이 하며 주무르는 것도 좋다.

8 증상별 · 냉증의 치료법

요통을 동반할 때

　허리가 아프다고 호소하며 병원에 찾아오시는 분이 요즘 상당히 늘고 있다. 요통이라고 해도 추간판헤르니아(椎間板 hernid)등의 등골 이상은 적으며 대부분이 등골을 받쳐주고 있는 근육이나 건(腱)의 피로에서 오는 요통증이다.
　등골은 허리부분에서 전후로 크게 만곡(彎曲)하고 있기 때문에 그것을 받쳐주는 근육에는 항상 커다란 힘이 들어 있다. 게다가 최근에는 걷거나, 계단을 오르내리거나, 몸을 움직일 기회가 적기 때문에 근력이 저하되어 등골을 받쳐주는 근육도 쉽게 피로해져 요통의 원인이 되고 있는 듯하다. 운동부족은 또한 혈액의 정체를 초래하기 때문에 근육에 쌓인 피로물질이 제거되지 않고 산소나 영양의 공급도 부족해서 근육의 피로를 초래한다. 이것도 요통의 원인이라고 생각된다.
　그러므로 요통이 있는 사람은 걷거나 계단을 오르내리거나 몸을 움직이거나 해서 근육을 단련시키지 않으면 안된다. 몸을 움직이면 전신의 혈액순환도 좋아지며 냉증에도 좋을 것이다.

요통의 치료법
　요통의 치료에 아주 효과가 있는 것은 허리의 온습포(溫濕布)이다. 냉증에 동반해서 일어나는 요통은 골반내에 혈액이 응고되어 있는 탓이라고 생각되고 있지만, 허리를 깊숙히까지 따뜻하게 해주면 혈액이 풀려 근육에 쌓였던 피로물질이 제거되기 때문에 통증도 가벼워지는 것이다. 혈액순환이 좋아지면 당연히 냉증도 개선된다.

그런 다음, 다음의 3개의 급소에 뜸이나 지압을 행하면 효과는 한층 높아질 것이다.

① 신유(腎兪)

늑골 하단의 높이로, 등골에서 좌우로 손가락 두개폭 부분의 급소를 자극하면 자신의 기능이 높아져 정력증강에 효과가 있다. 또한 허리주변의 혈액순환을 좋게 하기 때문에 요통외에 신장이나 방광 등의 비뇨기병, 남녀 성기능의 향상에 이용된다.

② 지실(志室)

신유에서 다시 좌우로 손가락 두개폭의 부분. 신장병, 방광염, 야뇨증 등 비뇨기병에도 이용되는데 요통에는 특히 중요한 급소.

③ 대장유(大腸兪)

벨트를 매는 요골의 높이로 등골에서 손가락 두개폭의 부분. 대장의 기능에 관계하는 것 외에 골반내의 혈액을 개선하므로 요통이나 부인병에도 효과가 있다.

이상의 급소는 약간 강한 듯하게 지압하면 기분이 좋으며, 효과가 있다.

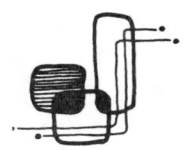

허리를 따뜻하게 해서 혈액순환을 좋게 하며, 허리의 급소를 자극하면 냉증과 요통이 좋아진다.

• 허리의 지압 •

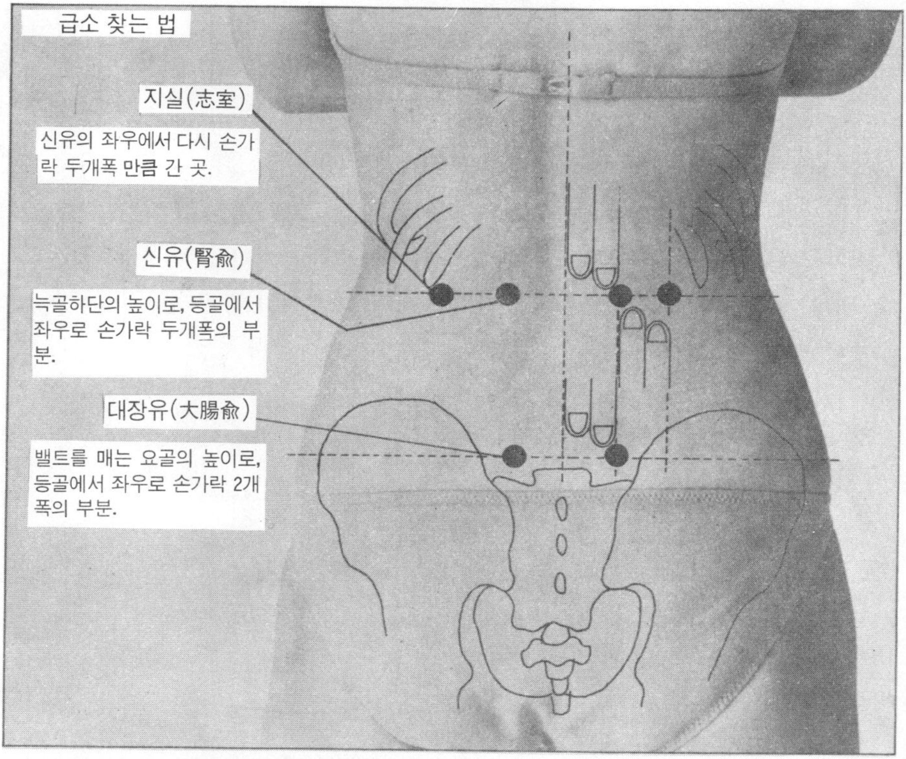

급소 찾는 법

지실(志室)
신유의 좌우에서 다시 손가락 두개폭 만큼 간 곳.

신유(腎兪)
늑골하단의 높이로, 등골에서 좌우로 손가락 두개폭의 부분.

대장유(大腸兪)
벨트를 매는 요골의 높이로, 등골에서 좌우로 손가락 2개 폭의 부분.

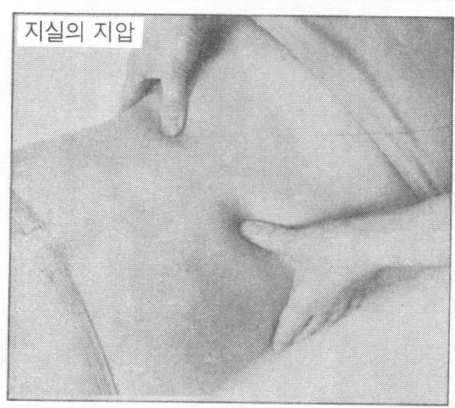

지실의 지압

지압을 받는 사람은 눌릴 때에 숨을 내쉬듯이 하면 효과적.

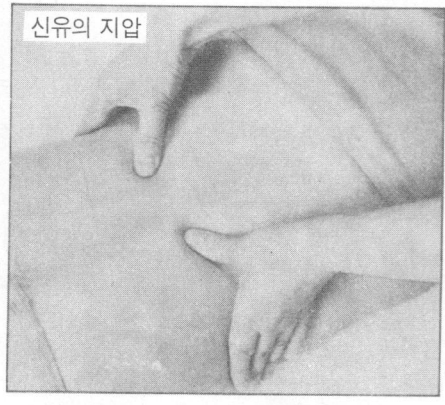

신유의 지압

체중을 실어 약간 강하게 누르듯이 하면 기분이 좋다.

⑨ 증상별·냉증의 치료법

두통·머리 무거움을 동반할 때

두통이나 머리가 무거운 것은 여러가지 원인으로 일어난다. 그 중에는 생명에 관계되는 무서운 병이 있을 수도 있으며, 숨은 병이 원인이 되어 있는 경우도 있다. 통증이 심할 때에는 전문의의 진찰을 받아서 그 원인을 정확히 해 두는 일이 중요하다

① 생명에 관계되는 위험한 두통

뇌종양, 뇌출혈, 머리의 상처, 뇌염, 수막염, 급히 혈압이 상승할 때 등.

② 그밖의 병이 원인인 두통

녹내장, 안정피로(眼精疲勞)등 눈병, 원시, 난시 등의 시력장애, 축농증 등의 코의 병, 중이염 등의 귓병, 충치, 치조농루, 이의 맞물리는 상태가 나쁜 것 등의 이의 병, 감기 등으로 열이 났을 때, 월경시 등.

③ 소위 만성두통

두통의 태반을 차지하며, 근긴장성 두통과 혈관성 두통의 둘로 나눈다. 근긴장성 두통은 머리나 목의 근육, 어깨근육이 딱딱하게 응고되기 때문에 생기는 것으로 우리나라에 가장 많은 두통이다. 혈관성 두통은 욱신욱신하고 맥이 뛰면서 아프고 머리의 한쪽만이 아프기 때문에 편두통이라고도 불린다. 혈관성 두통에는 잘 듣는 약이 있으므로 의사에게 처방 받으면 좋을 것이다.

두통을 치료하는 급소요법

냉증에 동반해서 일어나는 두통은 그 대부분이 근긴장성 두통이다. 목의 근육이나 어깨의 근육이 굳어 있어서 팽팽히 땡겨 있을 때다. 급소요법으로 이것을 풀어주면 두통은 깨끗이 낫는다.

두통에는 다음과 같은 급소를 선택해 뜸이나 지압을 행한다.

① 천 주(天柱)

뒷목 굵은 줄기의 양쪽, 머리뼈의 바로 밑에 위치한다. 다음의 풍지(風池)와 마찬가지로 두통, 목줄기 결림, 눈의 피로, 코막힘 등 두부의 증상 외에 고혈압 등에 효과가 있는 급소이다. 지압할 때에는 받는 사람의 이마에 왼손을 대고 오른손의 엄지손가락과 집게손가락으로 2개의 굵은 줄기를 끼우듯이 하며 누른다. 혼자서 지압할 때에는 양손바닥으로 머리를 감싸듯이 해서 엄지손가락의 머리를 눌러 준다.

② 풍 지(風池)

천주에서 손가락 하나폭 쪽 두부 근처 머리뼈 가장자리의 패인 곳에 있다. 지압방법은 천주와 같다.

③ 합 곡(合谷)

다섯손가락을 모아 힘을 넣어서 쭉 폈을 때, 엄지손가락과 집게손가락 사이에 생기는 부푼 곳의 가장 높은 곳. 기분을 진정시키는 작용이 있고, 목 위의 제증상(諸症狀)에 효과가 있는 급소이다. 지압할 때엔 집게손가락을 향해서 누르며, 주무르듯이 하면 기분 좋은 자극을 얻을 수 있다.

④ 견 정(肩井)

목과 어깨끝과의 중간. 어깨결림을 치료하는 급소이다.

목과 어깨결림을 풀어주면, 혈액순환이 좋아지며 두통과 냉증도 한 번에 해소된다.

• 목줄기와 어깨, 손의 지압 •

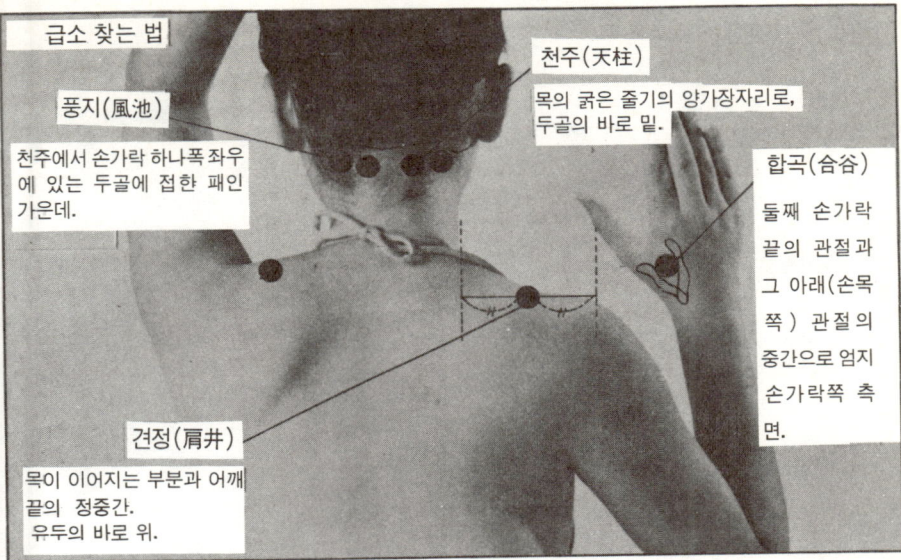

급소 찾는 법

풍지(風池)
천주에서 손가락 하나폭 좌우에 있는 두골에 접한 패인 가운데.

천주(天柱)
목의 굵은 줄기의 양가장자리로, 두골의 바로 밑.

합곡(合谷)
둘째 손가락 끝의 관절과 그 아래(손목쪽) 관절의 중간으로 엄지손가락쪽 측면.

견정(肩井)
목이 이어지는 부분과 어깨끝의 정중간. 유두의 바로 위.

견정의 지압

지압을 받는 사람은 정좌한다. 하는 사람은 옆에 서서, 양측의 급소를 동시에 지압한다. 오른손의 엄지로 한쪽씩 지압해도 좋다.

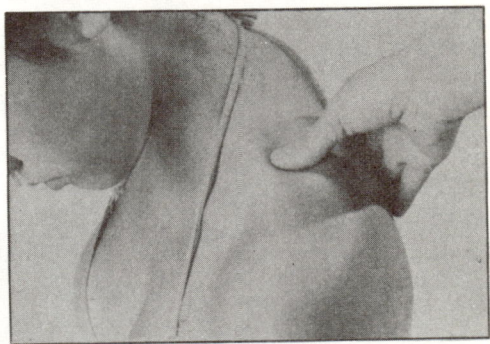

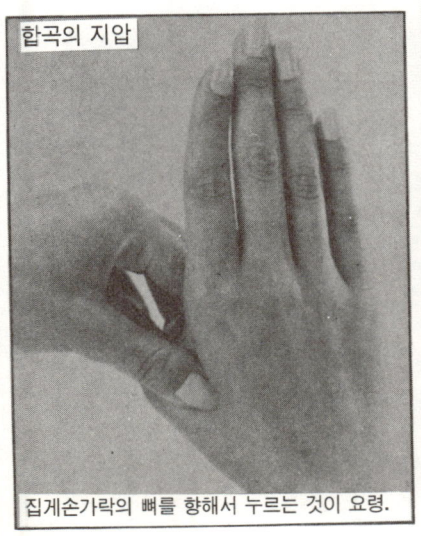

합곡의 지압

집게손가락의 뼈를 향해서 누르는 것이 요령.

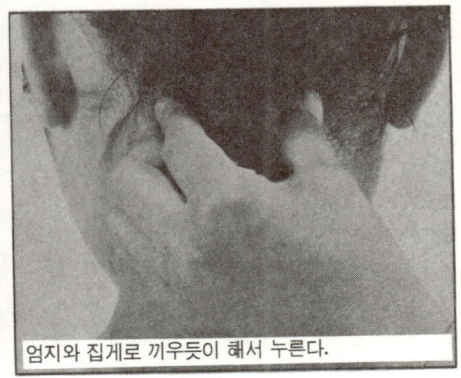

천주 풍지의 지압

엄지와 집게로 끼우듯이 해서 누른다.

⑩ 증상별·냉증의 치료법

머리로 피가 올라가거나 얼굴 화끈거림을 동반할 때

　냉증인 사람은 종종 얼굴의 화끈거림이나 피가 머리로 올라가는 증상을 동반한다. 허리, 다리가 차가워져 괴로운데 얼굴까지 화끈거리기 때문에 흔히 '냉증을 동반한 피의 상승'이라고도 한다.
　냉기는 혈관이 수축되어 말초혈액의 흐름이 나빠지기 때문에 일어나는데 또 다른 피의 상승은 혈관이 확장되어 혈액순환이 왕성하기 때문에 일어난다. 냉증을 동반한 피의 상승현상은 한몸 안에서 마치 반대현상이 일어나고 있는 셈이지만, 이것은 혈관의 수축과 확장을 콘트롤하고 있는 자율신경의 밸런스에 의해서 생기는 것이다. 그 때문에 자율신경실조증이나 갱년기장해일 때에 자주 볼 수 있다. 사람에 따라선 생리전에 일어난다고도 하는데, 그 시기는 여성 체내의 호르몬이 황체호르몬 주도에서 난포호르몬 주도로 바뀌기 때문에 그 영향으로 자율신경의 기능이 불균형이 되는 것이다.
　갑상선기능항진증이나 감기 등으로 병이 났을 경우 등에도 피의 상승이나 얼굴의 화끈거림이 일어나는데, 이 경우는 냉기를 느끼는 일은 없다. 또한 임신초기에 피의 상승을 호소하는 여성이 있는데, 이것은 기초체온이 높은 상태가 계속되는 원인으로 몸의 신진대사가 높아지기 때문이다.

피의 상승 · 얼굴 화끈거림의 치료법

냉기와 피의 상승이 같이 일어나는 것은 혈액의 흐름에 불균형이 생기고 있기 때문이다. 그 때문에 차가워져 있는 허리나 다리를 잘 덮어주어서 전신의 혈행을 좋게 하면 혈액순환의 밸런스가 취해져 냉증과 함께 피의 상승도 좋아진다. 머리가 상기되어 있는 것이므로 반대로 발을 따뜻하게 해주면 매우 효과적이다.

① 다리 안쪽의 마사지

다리의 안쪽 복사뼈에서 무릎의 약간 위까지 다리의 안쪽을 밑에서 위를 향하게 손바닥으로 잘 마사지 한다. 혈액순환을 촉진할 뿐만 아니라 지금부터 소개하는 삼음교나 태계(太谿) 등의 중요한 급소를 자극하면 몸의 기능이 높아진다.

② 다리 목욕

깊은 양동이에 42~45도 정도의 뜨거운 물을 넣고 그 안에 발을 담그고 5~6분간 따뜻하게 해준다.

피의 상승을 치료하는 급소

3음교와 태계엔 뜸이나 지압을 한다.

① 삼음교(三陰交)

다리 안쪽 복사뼈의 중앙에서 위로 손가락 4개폭의 높이로, 경골 뒷쪽 언저리. 부인병의 명혈(名穴)로 여성 호르몬을 조정하는 작용이 있다.

② 태계(太谿)

다리 안쪽 복사뼈의 바로 뒤로, 아킬레스건과의 사이. 냉증의 치료에 없어서는 안 될 급소로, 복사뼈를 향해서 누른다.

다리 목욕으로 발을 정성껏 덮혀주며 다리 안쪽을 마사지해서 혈류의 불균형을 조절한다.

• 혈행을 촉진하는 발의 자극 •

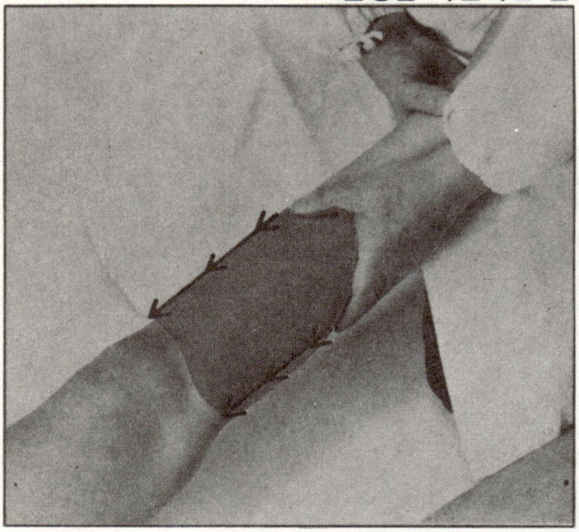

발내면의 마사지
복숭아뼈에서 무릎까지 아래에서 위를 향해서 마사지 한다.

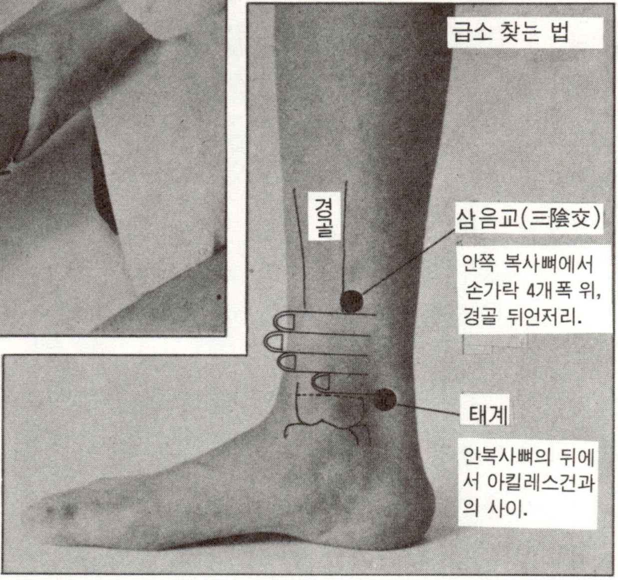

급소 찾는 법

경골

삼음교(三陰交)
안쪽 복사뼈에서 손가락 4개폭 위, 경골 뒤언저리.

태계
안복사뼈의 뒤에서 아킬레스건과의 사이.

다리 목욕
42~43도 정도의 뜨거운 물에 담그고 다리를 덥혀준다.

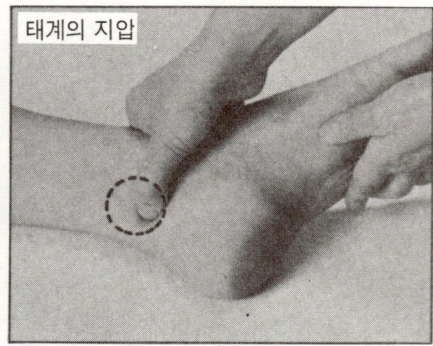

태계의 지압

복사뼈를 향해서 누르는 것이 요령

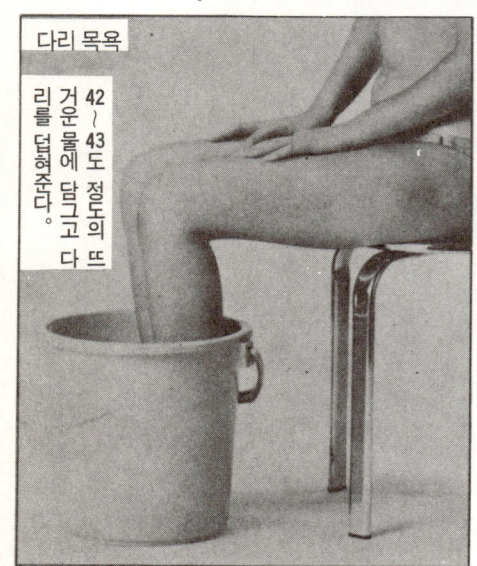

⑪ 증상별·냉증의 치료법

눈의 피로·통증을 동반할 때

　냉증인 사람은 눈의 피로나 통증을 자주 호소한다. 이것도 자율신경의 불균형과 무관하지는 않다.
　그러나 눈의 피로나 통증을 호소하는 것은 눈의 이상일 수도 있으므로 안과의의 진찰을 받아두는 일도 필요하다. 40세를 넘긴 사람으로 눈의 피로를 호소한다면 우선 노안을 의심하지 않으면 안된다. 원시를 깨닫지 못하고 있기(시력검사 때는 멀리 보기 때문에 발견도지 않는데, 가까운 곳을 볼 때 촛점이 맞지 않는다) 때문에 눈이 피로한 사람도 있다. 그밖에 안경의 돗수가 맞지 않거나 심신의 피로로 눈에 오는 안정피로인 수도 있다.
　눈의 피로만이 아니라 눈의 안쪽이 아플 때에는 녹내장을 생각하지 않으면 안된다.
　최근 많은 것은 텔레비전을 너무 많이 보기 때문에 오는 눈의 피로라고 한다. 화면에 너무 가까이 가거나 누워서 보는 것은 특히 눈을 피로하게 만든다. 그밖에 독서 때 자세가 나쁜 것도 눈의 피로 원인이 된다.

눈의 피로를 치료하는 급소요법
　단순한 눈의 피로라면 급소요법으로 아주 좋아진다. 중요한 급소는 다음과 같은데, 어느 급소가 되었든 지압을 가하면 좋을 것이다.
　① 찬죽(攢竹)

좌우 눈썹의 바로 안쪽으로 눈의 패인 곳의 각부분. 눈의 기능과 깊은 관계가 있는 급소로 한쪽손의 엄지손가락과 집게손가락 끝으로 비스듬히 윗쪽으로 누른다. 손가락을 상하로 움직이면서 문지르면 아주 기분이 좋을 것이다.

② 태양(太陽)

눈꼬리와 눈썹 끝부분의 사이로 관자놀이뼈의 패인 곳에 위치하고 있다. 여기도 눈의 기능에 관계된 급소이다. 좌우 손가락 끝으로 기분좋은 정도의 세기로 누른다.

③ 천주(天柱)

뒷목의 굵은 두줄기의 양측으로 머리뼈 바로 밑 언저리. 두통, 목의 결림, 코나 귀의 병이나 이상 등 두부의 치료에 자주 사용하는 급소로, 눈피로 등의 눈병에도 좋은 효과가 있다. 지압할 때에는 받는 사람의 이마에 왼손을 대고 오른손의 엄지손가락과 집게손가락으로 두개의 굵은 줄기를 집듯이 해서 기분 좋을 정도의 세기로 누른다. 혼자 지압할 때에는 좌우 손바닥으로 머리를 감싸듯이 해서 양손의 엄지손가락으로 지압한다. 혼자서 지압할 때도 숨을 내쉬면서 힘을 가해 숨을 들이쉴 때는 힘을 늦추면 효과가 좋다.

④ 풍지(風池)

천주에서 바깥쪽으로 손가락 한개 폭 만큼으로, 머리뼈 가장자리의 움푹 패인 곳에 있다. 천주와 마찬가지로 두통, 눈의 피로, 코막힘 등 두부의 병에 잘 듣는 급소. 지압방법은 천주와 같다.

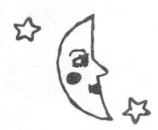

눈썹이 시작되는 곳, 눈꼬리, 목줄기를 호흡에 맞춰 기분 좋을 정도로 지압한다.

• 피로안을 제거하는 지압법 •

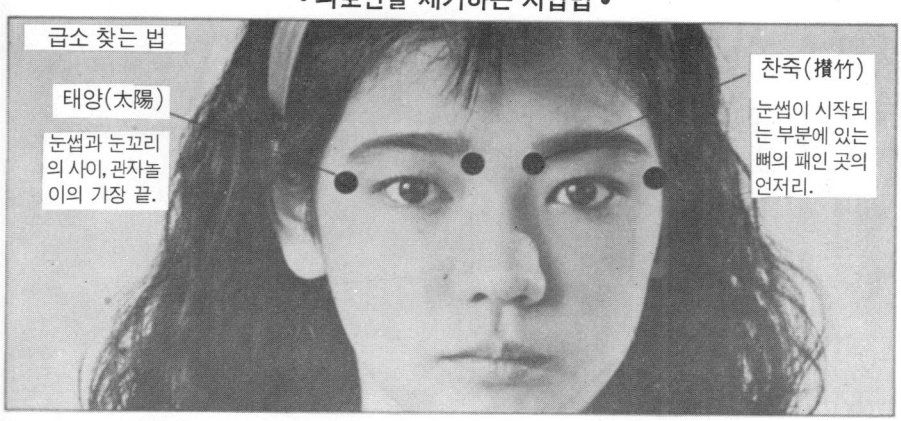

급소 찾는 법

태양(太陽)
눈썹과 눈꼬리의 사이, 관자놀이의 가장 끝.

찬죽(攢竹)
눈썹이 시작되는 부분에 있는 뼈의 패인 곳의 언저리.

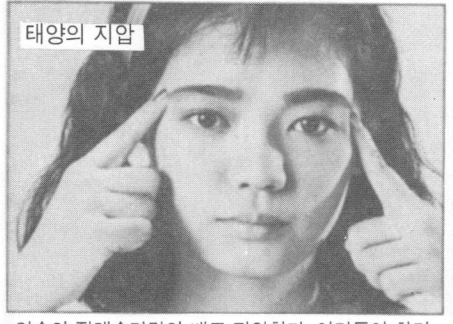

태양의 지압

양손의 집게손가락의 배로 지압한다. 이기듯이 하며 주물러도 기분이 좋다.

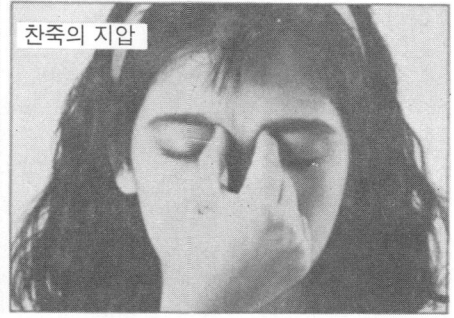

찬죽의 지압

엄지와 집게손가락의 배를 사용해 윗쪽으로 잡아 올리듯이 지압한다.

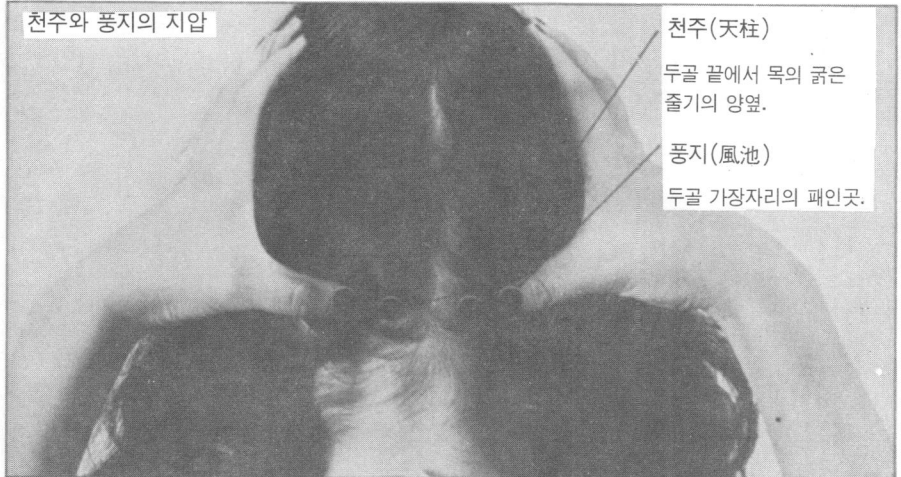

천주와 풍지의 지압

천주(天柱)
두골 끝에서 목의 굵은 줄기의 양옆.

풍지(風池)
두골 가장자리의 패인곳.

냉증의 치료방법

냉증을 치료하는
가벼운 체조

　냉증의 중요한 원인으로는 운동부족을 들 수 있다. 교통기관의 발달, OA화, 전산화제품의 보급 등으로 걸을 기회가 적어진 현대인은 운동부족이 되기 쉽다. 그러므로 냉증인 사람은 우선 될 수 있는 대로 걷거나, 계단 오르내리기를 하여 몸을 움직이도록 하자. 그것과 동시에 발이나 허리를 움직이는 체조를 하면 냉증은 틀림없이 좋아질 것이다.
　여기에서는 아침에 일어날 때나 자기 전에 침상에서 할 수 있는 체조와 사무실에서도 간단히 할 수 있는 체조를 다음에서 소개해 보도록 하겠다.

발목 구부렸다 펴기
① 침상 위에서 천정을 보고 눕는다.
② 좌우 발목을 강하게 구부리고, 왼쪽의 발목을 편다.
③ 다음에 오른발의 발목을 펴고, 왼발의 발목을 될 수 있는 한 구부린다.
④ 이것을 리드미컬하게 30~50회 반복한다.

발바닥 비비기
① 천정을 보고 누워서 왼발의 무릎을 구부리고, 뒷꿈치를 엉덩이쪽으로 끌어 당긴다. 이 때 발바닥으로 바닥을 비비듯이 한다.
② 마찬가지로 바닥을 문지르면서 왼발을 펴고, 이번에는 오른쪽 무릎

을 구부린다.
③ 좌우 교대로 20~30회 반복한다.

골반 들기
① 천정을 보고 눕는다.
② 뒷꿈치와 등을 받침으로 몸을 돌리며 엉덩이를 치켜든다. 바닥에서 5㎝정도 들면 된다.
③ 리드미컬하게 들었다 내렸다 반복한다. 30회를 목표로.

무릎 올려차기
① 똑바로 선다.
② 제자리 걸음을 하듯이 무릎을 90도의 높이까지 올린다.
③ 거기에서 무릎을 차올리듯이 쭉 편다.
④ 무릎을 제자리로 하고 오른발을 내린다.
⑤ 다음에 왼발도 마찬가지로 한다.
⑥ 좌우 교대로 10~15회. 기둥이나 벽을 잡으며 해도 좋을 것이다.

의자를 이용한 앞뒤 굽히기
① 등이 있는 의자에 앉는다.
② 몸을 앞으로 굽히고 머리를 무릎 사이에 넣듯이 하며, 손을 뒷쪽으로 당겨서 허리를 접는다.
③ 몸을 원상태를 하고, 이번에는 의자등에 기대듯이 하여 뒤로 젖힌다.
④ 원상태로 하고 또다시 앞으로 굽힌다.
⑤ 리드미컬하게 10~15회. 되도록 안정된 의자를 사용해서 한다. 사무실에서 할 때는 책상 다리의 등에 발끝을 걸면 뒤로 넘어지지 않는다.

> **냉증 치료는 몸을 움직이는 것이 대 원칙. 잠자리나 사무실에서 간단한 체조를 한다.**

• 다리 말초의 혈액순환을 좋게 하는 체조 •

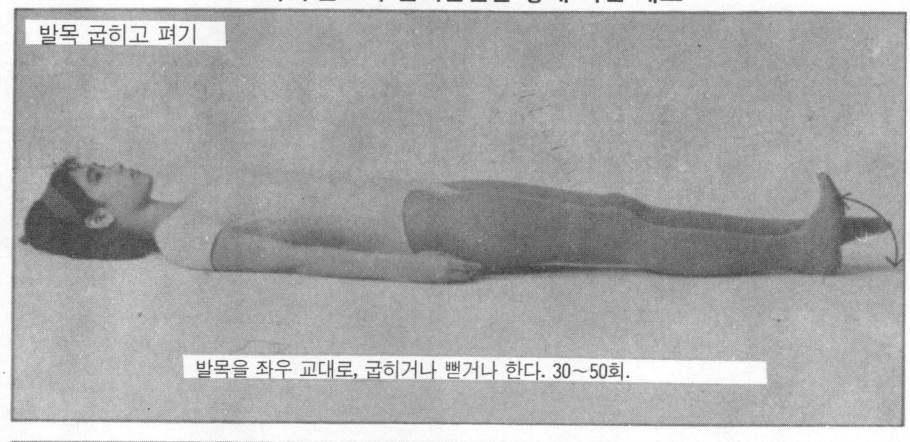

발목 굽히고 펴기

발목을 좌우 교대로, 굽히거나 뻗거나 한다. 30~50회.

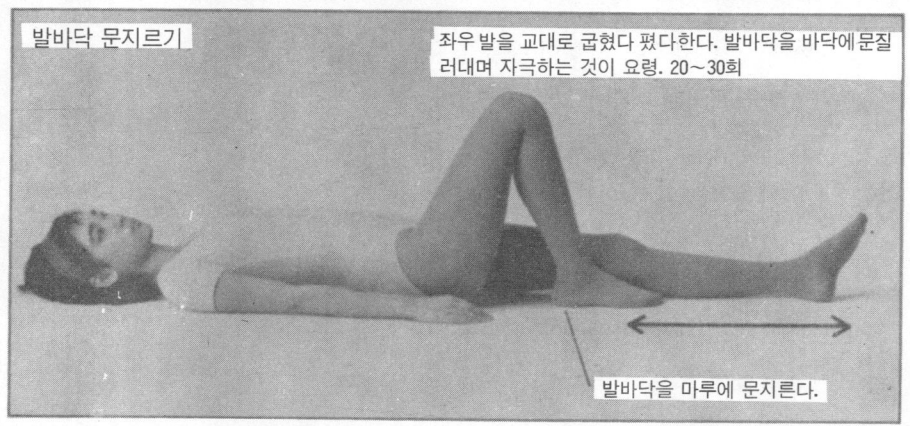

발바닥 문지르기

좌우 발을 교대로 굽혔다 폈다한다. 발바닥을 바닥에 문질러대며 자극하는 것이 요령. 20~30회

발바닥을 마루에 문지른다.

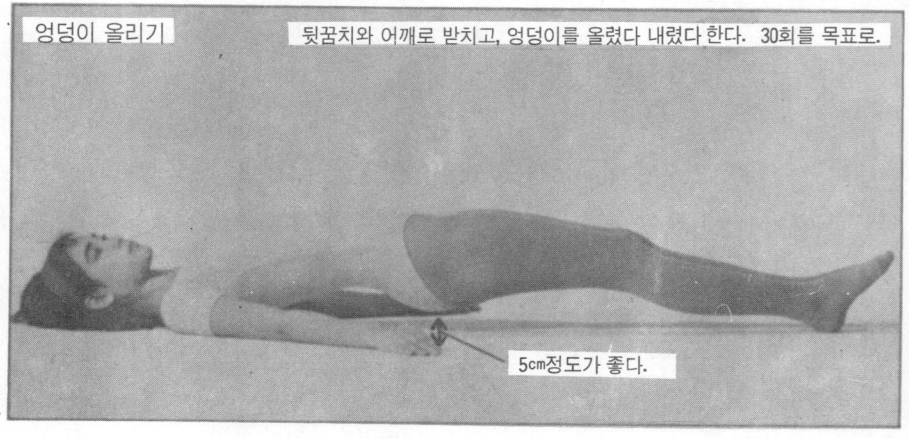

엉덩이 올리기

뒷꿈치와 어깨로 받치고, 엉덩이를 올렸다 내렸다 한다. 30회를 목표로.

5cm정도가 좋다.

냉증체질을 근본적으로 개선하기 위한
이론편

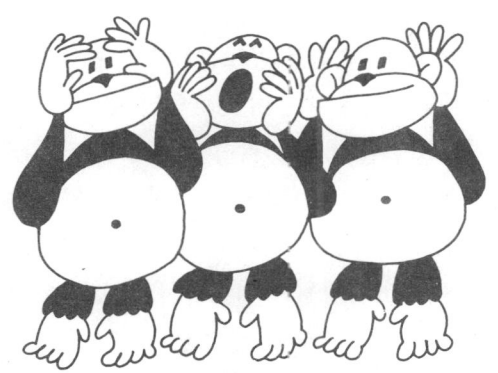

① 냉증의 원인과 그 대책

자율신경 실조증

혈액순환의 흐트러짐에서 생긴다

 냉증이라는 것은 허리나 다리, 손 등 몸의 어떤 부분만이 차게 느껴지는 것을 말한다. 전신이 차갑게 느껴지는 것은 냉증이 아니라 그저 추위를 타는 것이라 한다. 냉증은 냉기를 호소하는 부분을 비교해 보면 확실히 차갑고, 실제로 피부의 온도를 재어봐도 딴 장소보다 2도 이상이나 낮은 것을 알 수 있다. 왜 이러한 일이 일어나는 것일까?

 한 마디로 말하면 그것은 혈액순환이 제대로 되지 않기 때문이다. 우리들 몸은 전신의 온도가 거의 일정하게 유지되어 있다. 그것은 따뜻한 혈액이 몸의 구석구석까지 흐르고 있기 때문인데, 어딘가 어떤 부분만 혈액순환이 불충분해지면 열의 공급이 제대로 되지 않아 그 부분이 차가워져 버리는 것이다. 이것이 냉증이다.

 또한 혈액순환을 콘트롤하고 있는 것이 자율신경이다.

 자율 신경은 기온이 상승하면 체표의 혈관을 넓혀 혈류를 좋게 하고, 체내의 열을 밖으로 많이 발산시키는 기능을 하고 있다. 거꾸로 기온이 내려가면 체표의 혈관을 긴장시켜서 혈류를 좋게 하고 열의 발산을 방지한다. 긴장의 도가 지나쳐 혈류를 꾹 억제해 버리면 열의 공급이 부족해서 체표가 차가워져 버린다. 자율신경은 이러한 일이 일어나지 않도록 엄중히 콘트롤하고 있는 것이다. 자율신경이 조정을 잃어 무엇인가 증상이 나타난 상태를 자율신경 실조증이라 한다. 냉증은 이 자율신경 실조증의 증상이다.

단, 체표의 온도가 다른 장소와 변화가 없는데도 불구하고 냉증을 호소하는 사람이 있다. 이것은 실제로는 차갑지 않은데 대뇌 쪽에서 차다고 느끼고 있는 것이다. 노이로제나 히스테리인 사람이 냉증을 호소할 때는 이 타입이 많은 것 같다.

냉기와 피의 상승, 두통 등은 왜 '동거'하는 것인가

냉증의 대부분은 지금 얘기한 자율신경 실조증이 원인이다. 그러나 그밖에도 빈혈이나 교원병(膠原病), 혈관의 병, 호르몬의 병 등이 원인이 되어 있는 수가 있으므로 증상이 심하고 오랫동안 낫지 않을 때는 일찌감치 의사의 진찰을 받아두었으면 한다.

지금 들은 병에 관해서는 나중에 간단히 말하겠지만, 여기에서는 자율신경 실조증에 관해서 설명해 보겠다.

자율신경은 우리들이 살아가는 데 필요한 몸의 기능을 자동 조절하고 있는 신경이다. 뜻이 있고 없고에 관계없이 자연히 몸의 심장의 박동이 빨라지거나, 더워져서 땀을 흘리거나, 음식을 먹으면 타액이나 소화액을 분비해서 위장이 운동을 개시한다고 하는 생리현상은 전부 다 이 자율신경이 조절하고 있는 것이다.

그런 만큼 이 자율신경이 일단 기능을 다하지 못하면 전신의 모든

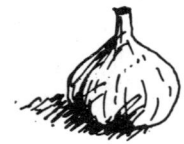

곳에 여러가지 증상이 나타나기 시작한다. 초조, 피로, 불면, 식욕부진, 두통, 어깨결림, 현기증, 피의 상승, 설사, 변비 등이 그것으로, 냉증도 예외는 아니다. 이들 증상은 사람에 따라서 나타나는 것이 다르며 똑같은 사람이라도 날에 따라서 다르게 일어나기도 한다. 증상이나 그 출혈 방식도 일정치 않기 때문에 부정수소(不定愁訴)라고 부르고 있다.

여성에게 냉증이 많은 이유

자율신경 실조증이 어떻게 해서 일어나는 것인지 명확한 이유는 아직 모른다. 그러나 호르몬의 변동이나 정신적인 동요가 자율신경의 기능을 흐트러뜨리는 중요한 원인인 것은 분명하다고 하는 것은, 자율신경의 중추(총사령부)와 호르몬의 중추는, 뇌속의 간뇌 시상하부라는 곳에 있으며 서로 영향을 주고 있기 때문이다. 여기에는 더욱 정동(情動)의 중추(희노애락과 관계한다)나 본능적 욕구의 중추(식욕이나 수면과 관계한다) 등도 위치하며, 정신적 스트레스의 영향을 받기 쉬운 장소이기도 할 것이다.

여성에게 자율신경 실조증이 많은 이유는 여기에 있다. 여성의 몸은 배란, 월경이라는 호르몬의 변동을 반복하고 있기 때문에 그 영향을 받아서 자율신경의 기능도 불안정하게 되기 쉬운 것이다. 특히 호르몬의 밸런

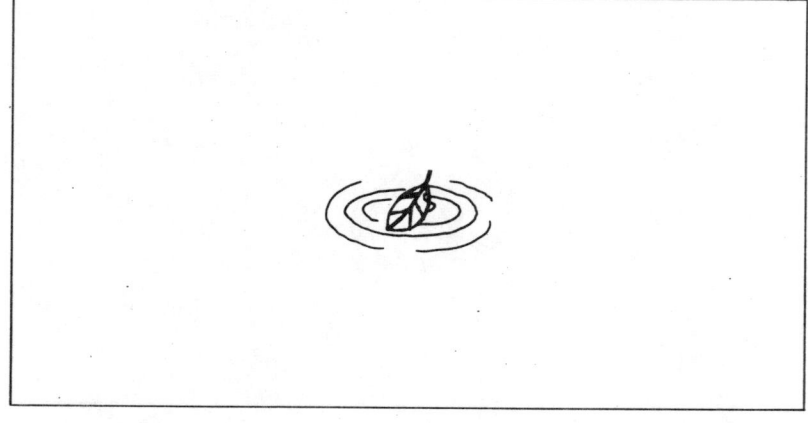

스가 무너지기 쉬운 갱년기나 사춘기엔 자율신경 실조증이 일어나기 쉽고 냉증도 훨씬 늘어난다. 또한 뇌의 시상하부에는 분노와 슬픔, 놀람 등과 관계하는 정동(情動)의 중추가 있기 때문에 마음의 동요, 고민, 걱정거리 등 정신적 영향도 받기 쉬운 것이다. 고민이나 걱정, 슬픔 등 정신적 스트레스가 있는 사람, 혹은 그것을 일으키기 쉬운 사람은 그 영향으로 자율신경 실조증이 되기 쉽고, 다른 사람보다 냉증을 호소하는 일도 많은 것 같다.

그러므로 여성 중 냉증으로 고생하고 있는 사람은 생리불순이면 그것을 빨리 치료하고, 평소부터 생리불순을 초래하지 않도록 생활의 리듬을 측정하는 일이 중요하다. 또한 이것은 남녀 모두에게

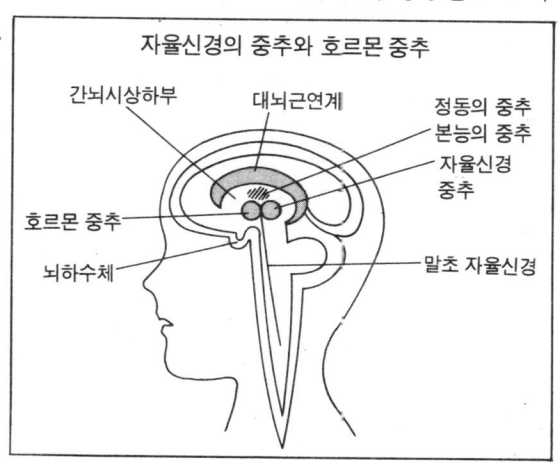

자율신경의 중추와 호르몬 중추

말할 수 있는 것인데, 걱정 등은 빨리 해소하고, 기분전환을 해서 스트레스가 쌓이지 않도록 하자. 이것이 냉증치료의 기본이며 원칙인 것이다.

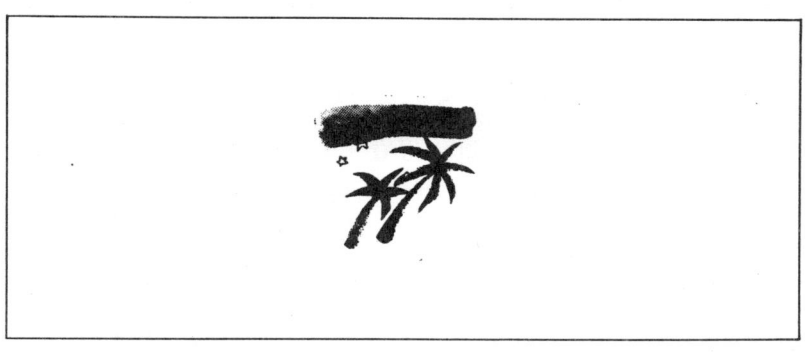

② 냉증의 원인과 그 대책

갱년기 장해

여성으로서의 큰 역할을 끝내는 것에서 시작된다

냉증은 폐경기의 여성에게서 많이 볼 수 있다. 폐경기에는 여러가지 불쾌한 증상(자율신경 실조 증상)이 나타나기쉽고, 총칭해서갱년기 장해라고 부르고 있다. 냉증은 갱년기 장해의 증상의 하나로서 볼 수 있는 것이다.

갱년기 장해라는 것은 무엇인지 여기에서 좀 더 이야기해 두겠다.

성인 여성의 난소에서는 난포 호르몬과 황체 호르몬이라는 두 호르몬이 분비되고 있다. 난포 호르몬(에스트로겐이라고도 불린다)은 여성을 여성답게 해주는, 흔히 말하는 여성 호르몬이며, 황체 호르몬은 임신에 관계하는 호르몬이다.

한편 뇌에 있는 뇌하수체에서는 고나드트로핀이라는 호르몬이 분비되어 난포 호르몬의 분비를 촉진하는 기능을 하고 있다. 난포 호르몬과 고나드트로핀은 시소와 같은 관계가 있으며, 난포 호르몬이 감소하면 고나드트로핀이 늘고, 그것이 일정에 달하면 난포 호르몬의 분비가 시작되며 고나드트로핀은 감소한다. 이밖에도 여러가지 호르몬이 관여하며, 복잡한 메카니즘으로 여성의 성주기가 영위되고 있는 것이다.

여성이 40세를 넘길 무렵이 되면 난소의 기능이 저하하기 시작한다. 난소는 심장이나 간장 등 다른 장기와 같이 일생동안 기능을 계속하는 것이 아니라 자손을 남기는 큰 일을 이룩하면 기능을 종료한다. 난소의 기능이 저하하면 난포 호르몬의 분비가 감소하고 자궁이나 질, 월경에

변화가 생겨서 이윽고 생리도 폐경에 이르게 되는 것이다.

모든 증상이 폭풍우와 같이 밀어닥친다

갱년기는 심리적으로도 불안정한 시기이다. 배란, 월경이 없어지고 생식기능을 잃어버리기 때문에 여성으로서의 매력도 잃게 되는 것과 같은 불안에 휩싸인다. 남편은 사회적으로 중요한 지위에 있어서 자신만 뒤에 남겨진 느낌에 사로잡히는 일도 있을 것이다. 아이들이 독립해서 자신으로부터 떨어져가는 것도 바로 이 시기로, 고독감도 한층 더해 자신은 이미 쓸모없게 된 인간이라고 단정하고 주눅이 들어 버리는 사람도 적지 않다.

이러한 정신적인 불안이나 고민은 호르몬의 중추나 자율신경 실조증을 보다 한층 악화시켜 버리기 쉽다.

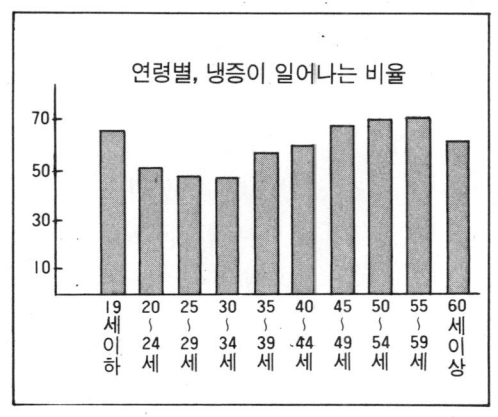

연령별, 냉증이 일어나는 비율

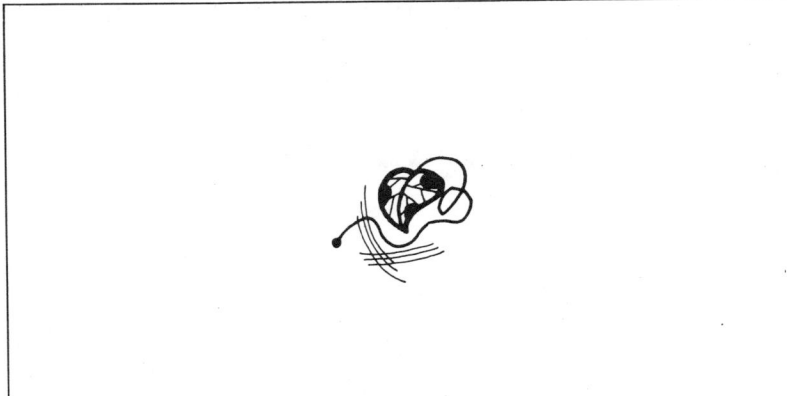

여기까지 이야기를 하게 되면 여성이라면 누구나 갱년기 장해가 있는 것처럼 생각될지도 모르겠다. 그러나 결코 그렇지는 않다. 갱년기 증상의 출현방법은 상당히 개인차가 크며 전혀 증상이 나타나지 않는 경우도 있다. 보람을 갖고 충실한 생활을 보내고 있는 사람일수록 갱년기장해가 나타나지 않는 경향을 볼 수 있다.

갱년기 장해에서 오는 냉증은 처음부터 있는 갱년기 장해를 개선하지 않으면 안된다. 그 치료에는 호르몬이나 비타민 E, 감마 오리자놀 등이 이용된다. 나는 최근 한방약을 이용해서 치료에 좋은 성적을 올리고 있는데, 여기에 대해서는 다음에 이야기하겠다. 정신면에서의 영향이 강한 경우, 혹은 갱년기 장해의 그늘에 병이 숨어 있거나 반면 병일 때에는 심신증이나 정신과 전문의의 치료를 받는 것도 필요하다.

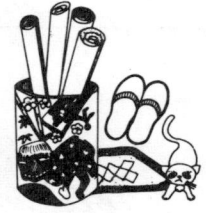

③ 냉증의 원인과 그 대책

심신증(心身症)

오해되기 쉬운 심신증과 정신병

 심신증이라는 것은 심리적인 트러블(마음의 흐트러짐)이 주된 원인이 되어 일어나는 몸의 병을 말한다. 그러므로 실제로 몸에 이상한 증상이 나타난다는 점이 정신병과의 커다란 차이점이다.

 자율신경 실조증을 예로 들어 보면, 자율신경의 흐트러짐으로 몸의 여기저기에 여러가지의 증상이 나타난다. 냉증도 그 하나인데, 냉증을 일으키는 주된 원인인 심리적 트러블이 있는 경우를 심신증이라고 부르는 것이다. 그러므로 단순한 호르몬의 흐트러짐에 의해서 자율신경의 심신증을 초래하여 냉증이 된 것에 관해서는 심신증이라고 할 수 없다. 어린이의 진학 문제나 회사의 인간관계 등으로 골치를 앓고 있는 것이 자율신경 중추에 영향을 미쳐 자율신경 실조증을 일으켜 냉증이 된 경우를 심신증이라고 하는 것이다.

 심리적인 트러블의 원인으로 위궤양이 일어나면 그 위궤양도 심신증이다. 당연한 일이지만, 술을 너무 마셔서 생긴 위궤양은 심신증이 아니다.

심신증을 판별하는 네 가지의 키포인트

 이처럼 심신증이라는 것은 특정한 병을 가리키는 병명이 아니다. 병 중에는 심신증이 많은 것(심리적인 원인으로 일어나기 쉬운 것)과 적은 것이 있다. 지금까지 말하고 있는 자율신경과 호르몬, 마음(감정), 이 세가지는 매우 밀접한 관계에 있으며 어느 것 하나가 리듬을 잃는 것만으로 다른 두가지에 금방 영향이 간다. 심리적인 트러블이 있으면 자율신경의 불균형을 초래하기 때문에 심신증은 자율신경의 흐트러짐과 관계 깊은 병에 많은 것이다.

그런데 같은 냉증이라도 그것이 심신증으로 인한 냉증인가 어떤가는 쉽게 분간이 안간다. 그러나 잘 보면 심신증에는 다음과 같은 특징이 있다고 전문가는 말한다.

① 이것저것 수많은 증상을 호소한다.
② 고통을 호소할 때의 태도가 완고하며 그 증상에 매달리고 있는 듯한 인상을 받는다.
③ 자율신경이나 호르몬을 조정하는 약을 사용해도 좋아지지 않는다. 그 때문에 의사나 병원을 전전하고 있는 수가 많다.
④ 의뢰심이 강하고 내성적이며, 신경질, 쓸데없는 근심 걱정을 하고 열등감이 강하며 매사에 구애받고 자신이 없으며, 자신에게만 주의가 집중되어 있고 무지하다고 할까 미숙한 부분이 눈에 띄는 등의 경향을 환자에게서 볼 수 있다.

이와 같이 성격적으로 보면, 확실히 심신증이 되기 쉬운 사람과 되기 어려운 사람이 있다. 남녀 비율로 말하면, 여성은 감정에 좌우되기 쉬운 호르몬 변동의 영향을 받기 쉽기 때문에 남성보다도 심신증에 걸리기 쉬운 것 같다.

심신증은 반드시 낫는다

심신증이면 뭔가 걱정이나 고민등 정신적 스트레스가 있다. 그러므로 병이 간단히 판별될 수 있는 것이 아닌가 하고 여러분은 말씀하실지도 모른다. 심리적인 문제가 해결되면 심신증은 간단히 나아버릴 것이라고 생각하시는 분들도 적지 않을 것이다.

확실히 원인을 발견해서 그것을 제거하면 심신증은 낫는다. 그러나 현실적으로는 그와 같은 보통 방법으로는 되지 않는 것이 심신증의 불편한 부분이다. 원인이 되고 있는 심리적 트러블이 표면에 나와 있는 경우면 좋겠지만, 실제로는 마음 속 깊숙히 숨어 있는 수가 적지 않다.

싫은 일, 불쾌한 일, 마음에 받는 상처 등 생각하고 싶지 않은 기억들은 누구라도 마음 속 깊은 곳에 묻어두고 한다. 이 잊고 싶은 고민거리의 장소를 '무의식의 영야(領野)'라고 하며, 뇌속의 대뇌근연계라는 부분에 있다. 여기에 숨겨놓은 싫은 기억도 때때로 의식으로써 부상하려고 하고, 한편으로는 그것이 나오지 않도록 억누르려고 하는 움직임도 볼 수 있다. 본인도 알지 못하는 부분에서 나간다, 나오지 마라는 트러블이 계속되고 있는 것이다.

이런 갈등이 행해지고 있는 대뇌근연계는 자율신경이나 호르몬 중추에 가깝고, 어느 것이든 밀접한 관계를 가지고 있다. 때문에 본인이 의식하지 못하는 심리적 트러블에 의해 자율신경 실조증(심신증)을 일으키고 마는 것이다. 이렇게 되면 원인을 발견하기가 어려우며 발견하기까지에는 시간이 걸린다.

또한 심신증은 그 사람의 인격이나 성격에도 관련되어 있기 때문에 그것을 고치지 않는 한 좋아지지 않는 경우가 많은 것이다. 그 때문에 치료에 시간이 걸리며 전문가의 지도도 필요하게 된다. 냉증 이외에도 여러 증상이 동반되고, 끈질기게 좀처럼 낫지 않을 때에는 심리적 트러블의 원인으로 일어나고 있는 심신증인지도 모른다고 생각해 보는 것도 필요하다. 의심스러울 때에는 심신증의 전문의의 진찰을 받도록 하자.

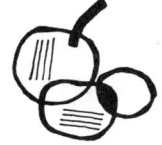

4 냉증의 원인과 그 대책

저혈압증(低血壓症)

냉, 일어설 때의 현기증이 아닌 저혈압의 증상군

저혈압인 사람은 심장이 밀어내는 펌프의 힘 즉, 혈압이 낮기 때문에 몸의 구석구석까지 충분한 양의 혈액을 보내는 일을 좀처럼 할 수 없다. 다리, 허리, 손끝 등은 원래 심장에서 멀리 떨어진 위치에 있기 때문에 혈액의 공급량이 적어져서 차가워지기 쉬운 것이다. 저혈압인 사람에게 냉증이 많은 이유는 여기에 있다.

저혈압인 사람에겐 냉증 외에도 여러가지 증상을 볼 수 있다. 그 중에서도 많은 것이 현기증이나 일어설 때의 어지럼증이다. 누워 있지 않는 한 머리는 가장 높은 위치에 있기 때문에 단지의 윗층일수록 물부족이 일어나기 쉬운 것처럼 뇌도 혈액부족이 되기 쉬운 것이다.

뇌도 생명활동을 담당하는 매우 소중한 기관이기 때문에 혈액을 항상 충분히 보내는 시스템이 되어 있다. 그러나 뇌는 복잡하게 되어 있어서 조금만 혈액부족이 일어나더라도 증상이 나타난다. 옆으로 누워 있다 급히 일어나거나, 앉아 있다가 갑자기 일어나거나 하면 일순간 뇌에의 혈류가 부족해져 기우뚱한다. 이것이 일어설 때의 어지럼증으로, 저혈압인 사람은 원래 자신의 혈액 흐름이 부족하다. 혈액은 몸전체의 세포에 영양과 산소를 공급함과 함께 불필요해진 물질을 모아서 폐나 간장, 신장에서 처리하거나 버리고 있다. 혈류가 부족하면 혈액순환이 되지 않기 때문에 몸의 각 장기의 기능도 둔화된다. 그 결과, 머리가 무겁고 나른하고 피곤하기 쉬우며, 위가 더부룩하며 변비를 하는 등의 증상도 오는 것이다. 이러한 갖가지 증상이 있는 경우를 저혈압증이라고 부르고 있다.

저혈압인 사람은 오래 살고 쉽지만……

의학적으로는 최대 혈압(수축기 혈압) 100mmHg이하, 최소 혈압(확장기 혈압) 60mmHg이하의, 두 경우를 저혈압이라고 한다. 그러나 의학적으로 저혈압이라고 해도 증상이 아무것도 없으면 별로 문제가 없다. 오히려 혈압이 낮은 편이 동맥경화의 진행이 늦고 성인병이 될 위험이 적기 때문에 기뻐해야 할 것이다.

그러나 고령이 되면 별도로 혈압이 낮은 사람은 피의 흐름이 늦어져서 굳기 쉽기 때문에 심근경색이나 뇌졸중 등을 일으키기 쉽게 된다.

그러면 저혈압은 왜 일어나는 것일까?

원인으로는 상처등으로 대량의 피가 출혈되거나 갑상선기능 저하증의 호르몬의 병, 뇌나 심장의 병, 위장병 등이 원인이 되어 일어난다. 이러할 때에는 반드시 전문의의 진찰을 받도록 하자.

그러나 숫자적으로 압도적으로 많은 것은 원인이 분명하지 않은 저혈압으로, 이것은 자율신경의 기능 저하가 직접적인 원인이 되어 일어나고 있다.

보통사람의 경우에는 전신의 구석구석까지 혈액이 흐르도록 자율신경

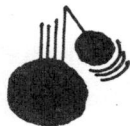

> **① 냉증에 효과가 있는 민간약**
>
> **생강탕**
> 초밥집에 가면 반드시 '가리(초밥집에서 얇게 썰어 초에 절인 생강)'라고 불리는 초절임을 한 생강이 나온다. 생강에는 살균작용이 있기 때문에 본래는 날것을 먹었을 때의 식중독 예방의 의미가 있었을 것이다. 게다가 또하나 중요한 것은 날것을 먹으면 몸이 차가워지기 때문에 생강은 몸을 따뜻이 해주는 작용으로, 냉기를 예방한다는 것이다.
> 생강을 매일 섭취하면, 몸이 따뜻해지므로 생강탕을 매일 마시면 냉증의 예방이 된다.
> 〈생강탕 만드는 법〉
> ① 약간 작은 듯한 생강 한 조각을 갈아서
> ② 차마시는 찻잔에 넣는다.
> ③ 열탕을 부어
> ④ 벌꿀 1큰술로 맛을 내서 마신다.
> ⑤ 매일 1회 마시면 냉증을 개선하며, 감기 기운일 때에 마시면 감기를 예방한다.

이 자동적으로 조절을 하고 있다. 심장의 압력을 높혀서 혈액이 운반되기 어려운 먼 곳까지 보내기도 하고, 말초혈관을 수축시켜서 압력을 가해 혈액의 흐름을 높히거나 해서 아무런 지장을 초래하지 않는다. 그러나 자율신경의 기능이 나쁜 사람은 이러한 미조정이 충분하게 행해지지 않기 때문에 불필요한 곳에 혈액이 고이거나 전신에 미치지 않거나 해서 현기증, 일서설 때의 어지럼증, 냉증등의 증상을 일으키는 것이다.

저혈압을 개선하는 다섯 가지 지혜

저혈압은 빈혈과 종종 혼돈된다. 저혈압인 사람은 학교의 조회에서 쓰러지거나 목욕탕에서 상기되어 쓰러지는데, 흔히 '빈혈을 일으켰다'고들 말한다. 정확히는 뇌빈혈인데, 빈혈이라는 것은 혈액 중에 무엇인가의 성분이 부족하기 때문에 일어나는 병이다. 이것에 관해서는 다음 항에서 이야기 하겠다.

저혈압증인 경우, 원인이 되는 병이 있을 때에는 우선 그 병을 치료하지 않으면 안된다. 특히 원인이 없더라도 증상이 참을 수 없을 정도라면 의사에게 진찰받고 치료를 받을 필요가 있다. 혈압을 올리는 약을 사용하면 일시적으로 증상이 풀려서 편해진다.

단, 저혈압을 근본적으로 치료하는 특효약은 없다. 세상에 흔히 있는 일이지만, 다음과 같은 일상생활을 개선하는 일이 제일의 '약'인 것이다.

① 영양의 밸런스를 취한 식사를 한다.
② 규칙적인 생활을 한다.
③ 적극적으로 몸을 단련한다.
④ 스트레스가 쌓이지 않도록 한다.
⑤ 생활 전체를 적극적으로 한다.

등이 기본이 되지만 이것은 냉증을 개선하기 위한 생활법과 마찬가지로 나중에 상세히 이야기하겠다

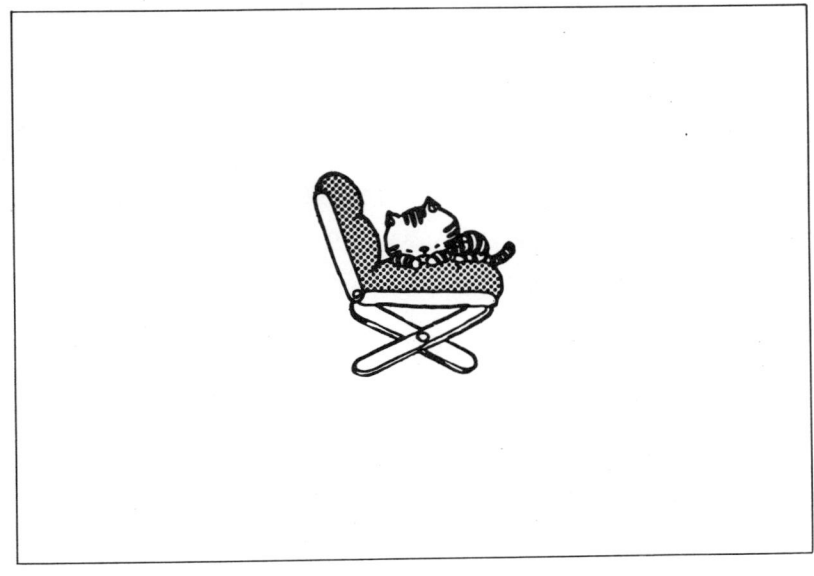

⑤ 냉증의 원인과 그 대책

빈혈(貧血)

이런 증상이 있다면 빈혈에 주의

냉증을 호소하는 환자들 중에는 빈혈인 사람을 볼 수 있다. 빈혈이라는 것은 혈액중의 적혈구 수가 적은 상태를 말한다.

적혈구는 폐에서 받아들인 산소를 전신에 운반하고 체내에 생긴 탄산가스를 폐로 가지고 돌아오는 기능을 하고 있다. 빈혈이 되면 전신에 배달되는 산소가 부족하기 때문에 세포에서 충분히 에네르기를 연소시킬 수가 없어서 열량부족이 되어 말초가 차가워지는 수도 있는 것이다. 빈혈은 확실한 치료가 필요하기 때문에 반드시 의사의 진찰을 받도록 한다. 빈혈인지 아닌지를 구별하려면 다음과 같은 증상이 기준이 된다.

안색이 창백하고 입술이나 손톱의 붉기가 적으며 눈을 뒤집어 보면 하얗고 왠지 지치기 쉬우며, 손발이 저리거나 차갑다는 것 외에 심해지면 조금만 움직여도 가슴이 두근거리거나 숨이 차는 뇌빈혈을 일으키며 쓰러진다. 부종이 생기고 손톱이 직사각형으로 뒤집히거나 세로로 줄이 생기거나 한다. 뜨거운 것이나 매운 것을 먹으면 혀를 자극하는 등의 증상이 나타난다. 이들 증상이 보이고 빈혈이 의심될 때는 하루 빨리 의사의 진찰을 받는 일이 중요하다.

출혈이 원인으로 빈혈이 되는 수도

빈혈은 여러가지 원인으로 일어나는데, 그 대부분은 그다지 직정하지 않아도 되는 철결핍성 빈혈이다. 이것은 적혈구에 포함된 혈색소(헤모그로빈)의 재료가 되는 철분이 부족하기 때문에 일어난다.

그러나 드물게 출혈 때문에 피나 철을 잃는 경우가 있으므로 우선 그러한 일이 있는지 없는지 체크한다.

여성의 경우에는 매월의 생리로 혈액을 잃기 때문에 원래 빈혈이 되기 쉬운 경향이 있다. 출혈이 이상하게 많지 않은가, 기간이 특히 오래 계속되지 않는가, 기간 이외에 부정출혈은 없는가 등에 특히 주의한다.

그 한편 빈혈에는 호르몬의 이상이나 자궁근종, 혹은 자궁암이 숨어 있는 수도 있다. 위가 심하게 아프고 새까만 변이 나오는 일은 없는가 등도 다시 한번 생각해 본다. 위·십이지장궤양, 치질, 대장암이나 대장의 폴립등의 탓으로 이들 증상이 일어나는 일이 있기 때문이다. 그 중에서도 가장 많이 볼 수 있는 것이 치질이다.

어느 것이 되었든 출혈의 원인을 먼저 알고 병을 치료하지않으면 안된다.

철분이 충분히 흡수되지 않은 경우에도 철부족이 된다. 위장병을 앓고 있거나 수술로 위를 자른 후에는 철분을 포함한 식사를 하고 있는 데도 불구하고, 철분을 충분히 흡수하지 못하는 수가 있기 마련이다. 또한 편식을 해서 철분 섭취가 부족하거나 사춘기나 임신중,수유중인 여성은 철분을 여분으로 필요로 하고 있는데도 공급이 따라가지 못하는 경우를 종종 볼 수 있다.

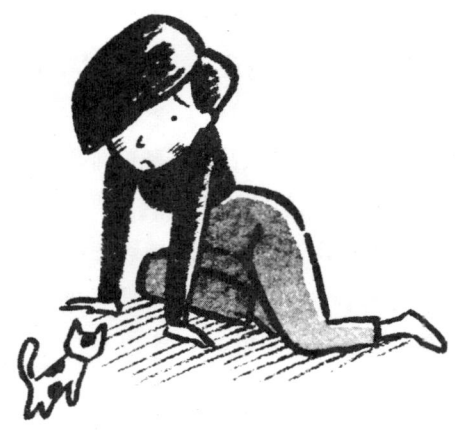

빈혈 치료를 위해 필요한 영양소와 식품

철이 많은 식품	간, 은어(창자채), 칠성장어, 바지락, 녹미채, 모시조개, 무우말랭이, 언두부, 시금치(그밖에 녹색이 짙은 야채), 말린 멸치
단백질이 많은 식품	육류, 어패류, 계란, 우유, 치즈, 간, 콩과 콩제품(풋콩, 메주두부, 유부)
구리가 많은 식품	간, 감, 육류, 녹색이 짙은 야채류(시금치, 쑥갓 등)
비타민 B_6가 많은 식품	간, 육류, 어패류, 우유, 계란, 콩과 콩제품(풋콩, 메주두부, 유부 등), 쌀겨 효모
비타민 B_{12}가 많은 식품	간, 우유, 계란, 메주, 육류, 어패류, 치즈
엽산이 많은 식품	간, 야채류, 효모, 콩, 풋콩, 메주, 육류, 맥아, 우유, 난황

문제는 철분도 부족하지 않을 정도로 취하고, 특히 알면서도 인정되지 않는 빈혈이 계속되는 경우이다. 실제로는 이러한 케이스가 의외로 많다. 분명한 원인은 알 수 없지만 위장의 기능이 약하기 때문에 충분히 철분을 흡수하지 않는지도 모르겠다. 혹은 단백질, 비타민 B_6, B_{12}, 비타민 C 등 철의 흡수를 돕거나 적혈구의 재료가 되는 영양소 중 어느 것인가가 부족한 식사를 하고 있는 일도 생각할 수 있다.

흔한 방법이지만 식사의 절제가 제일

가끔 일어나는 빈혈도 있다. 재생불량성 빈혈, 용혈성빈혈, 신성빈혈, 악성빈혈, 악성종양에 동반되는 빈혈(백혈병), 혹은 출혈성의 혈액병(자반병이나 혈우병)등의 중대한 병을 동반하지 않기 위해서라도 의사의 진찰을 받아 두지 않으면 안된다.

그냥 철겹핍성이라면 철을 많이 포함한 조혈제를 복용한다.

물론 식사방법을 주의하지 않으면 안된다.

식사의 쥬의로 가장 중요한 것은 영양의 밸런스가 취해진 식사를 규칙적으로 취하는 일이다. 평범한 주의이지만 적혈구의 재료가 되는 영양소는 서로 협력하며 흡수되고 형성되기 때문에 그 영양소가 빠짐없이 포함된 식사를 할 필요가 있는 것이다.

또한 아침식사를 거르거나 불규칙적인 식생활을 하고 있어서는 영양섭취도 한쪽으로 치우치고 위장의 기능도 저하되어 소화흡수가 충분히 되지 않게 된다.

이상의 주의를 지킨 다음, 적당한 운동을 하면 빈혈 대책은 보다 안전한 것이 될 것이다.

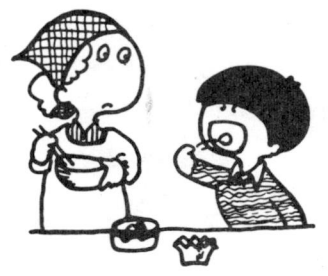

⑥ 냉증의 원인과 그 대책

냉방병(冷房病)

요즘 계속 늘고 있는 냉증 타입

　냉방완비의 사무실이나 에어컨을 설치한 가정이 늘어나고 있는 탓으로 요즈음 냉방병이 급증하고 있다. 냉방병으로 냉증을 호소하는 사람이 많아지고 있는 것도 최근의 경향이다.

　냉방병이 되면 다음과 같은 증상이 나타난다.

　나른하고 쉽게 피로해지며, 금방 코감기에 걸리고 위가 더부룩하거나 위가 아픈것이 보통이나 심하면 설사를 한다. 신경통처럼 몸의 마디마디가 아프며 생리통, 생리불순이일어난다. 두통, 머리가 무겁고 어깨결림으로 고생한다. 허리, 다리, 대퇴가 차가워지는 등 실로 다종다양한 호소이다. 이밖에 갑자기 기분이 나빠지고 쓰러질 것 같이 되는 수도 있다.

　틀림없이 이것은 자율신경 실조증 증상이다. 냉방병이라는 것은 냉방에 의해 생긴 자율신경 실조증이기 때문에 이러한 증상이 나타나는 것이 당연하다. 냉방병은 몸을 차게 하기 때문에생기므로 특히 냉증이나 아픈 증상을 많이 볼 수 있다.

　게다가 항상 에어컨이 만들어내는 인공적인 서늘함에 쌓여 있는 것만은 아니어서 통근 도중이나 외출을 할 때엔 좋든 싫든 진짜 한여름을 경험하지 않으면 안된다.

　몸은 계절마다의 변화에 맞추어서 조절을 하고 있는 데도 불구하고 갑자기 인공적인 계절을 체험하는 것이기 때문에 자율신경도 리듬을 흐트러뜨리기 쉽다. 장시간 몸을 계속 차갑게 하면, 그 차가움 때문에 몸의 리듬이 깨져 자율신경 실조증이 되는 것이 당연하다.

여성은 원래부터 냉방병에 걸리기 쉽다

냉방병에 걸렸다고 생각한다면 어찌 되었건 우선 몸을 따뜻하게 해줄 것. 여름의 더위에 몸을 드러내고 확실하게 땀을 흘린다.

하루종일 냉방이 된 사무실에 있을 때는 귀가하고 나서 목욕탕에 들어가 몸을 따뜻이 해준다. 물론 냉방에 대한 자위책도 잊지 않도록 하고 할 수 없이 냉방이 된 실내에 있게 될 때에는 의류로 잘 조절해야 할 것이다.

여성의 경우에 실내에서는 얇은 옷으로 지내는 사람이 많은 것 같다. 짧은 스커트나 노슬립에 팔이나 어깨, 다리를 노출하는 일이 많아진다. 어떤 조사에 의하면, 여름에 여성의 복장은 남성에 비교하면 무게로 볼 때 약 반 정도에 지나지 않는다고 한다. 그런 만큼 바깥의 온도변화에 직접 노출당하는 것이기 때문에 여성에게 냉방병이 많은 것도 지극히 당연한 결과라고 할 수 있겠다. 게다가 또 하나 여성에게는 원래부터 냉방병에 걸리기 쉬운 핸디캡이 있다. 몇번이나 말했지만 여성에게는 매월 월경이 있고, 호르몬의 변화에 몸을 맡기고 있기 때문에 그 영향으로 자율신경이 불안정 상태에 있기 쉽다. 거기에 따르기라도 하듯 기온의 커다란 변화나 냉기가 엄습하기 쉬우므로 자율신경은 조화를 잃게 된다.

냉방이 되어 있는 방에 있을 때에는 가디간이나 무릎 덮개, 양말, 슬랙스 등으로 냉기를 물리치도록 명심하자. 밖은 한여름이라도 안이 봄이나 가을의 기온이라면 봄이나 가을의 복장으로 몸을 감싸는 것이 냉방병을 피하는 철칙인 것이다.

에어컨을 능숙하게 사용하는 요령

그러나 그렇다고 해서 나는 에어컨을 전면 부정하는 것은 아니다. 능숙하게 에어컨을 사용하면 무더운 우리의 여름도 쾌적하게 지낼 수 있으며 건강에도 좋고 일의 능률도 오를 것이다. 에어컨의 가지는 본래의 좋은점의 이용 방법을 몇가지 열거해 보겠다.

① 에어컨은 높은 위치에 설치할 것. 그것이 공기의 대류가 잘 되기 때문이다. 방의 형편상 높은 곳에 설치할 수 없거나 높은 곳에 설치해도 대류가 충분히 되지 않을 때에는 선풍기를 이용해서 대류를 도모하도록 궁리하자 (그림 참조).

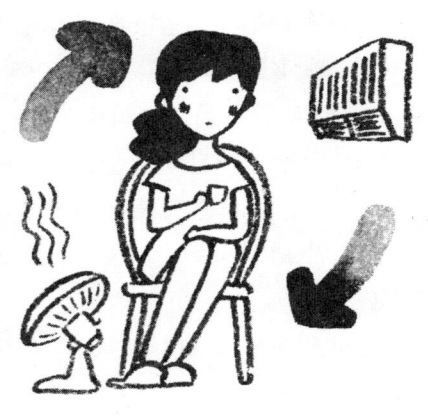

② 실외와의 온도차는 5도 이내로 한다. 이것은 밖의 기온이 30°이상일 경우이고, 그 이하일 때에는 25°까지로 한다. 여름의 작업 사무실에는 25.5°가 최적이라고 한다.

③ 제습(除濕)을 잘 사용할 것. 습기를 제거하는 것만으로도 꽤 시원하게 느낄 수가 있으므로 바람의 방향을 조절한다.

④ 밤에 잘 때는 원칙적으로 끌 것. 새벽 무렵에 기온이 내려갈 것을 고려하지 않고 밤중 내내 에어컨을 켜 놓은 채 있으면 자고 있는 동안은 몸의 열의 산생(産生)이 감소하고 온도 조절도 충분치 않으므로 배탈이 나고 만다. 더워서 잠들 수 없을 때는 방을 잘 냉방하고 나서 에어컨을 끄던가, 제습만을 작동시켜 두도록 하자.

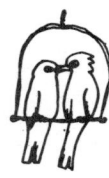

⑦ 냉증의 원인과 그 대책

방치해 두면 위험한 병

의심스러우면 의사의 진찰을
지금까지 설명한 것이 냉증의 주된 원인들인데, 그 외에도 원인이 되는 몇 가지의 병이 있다. 그 중에는 다음과 같은 중대한 병이 숨어 있는 수도 있으므로 의심스러운 징후가 보일 때와 오랫동안 냉증이 계속될 때는 일찌감치 의사의 진찰을 받도록 해주기 바란다.

조기발견, 조기치료가 가장 좋은 약
① 레이노병
젊은 여성에게 많은 병이다. 냉수나 냉기에 접했을 때, 심리적인 동요등을 받았을 때에 손끝이나 발끝이 창백하거나 자색이 되며 차가워진다. 자율신경이 불안하기 때문에 대수롭지 않은 자극으로도 혈관이 수축상태로 되어 버리는 것이다.
치료법으로는 온·냉 교대욕 등이 행해진다.

② 폐색성(閉塞性) 동맥경화증(바자병)
비교적 젊은 남성에게 많은 병이다. 다리의 냉기나 저림으로 시작되어 걷고 있는 사이에 통증이 나타나기 시작한다. 간헐파행(間歇跛行)이라고 해서 쉬고 또 쉬지 않으면 걸을 수 없는 상태가 된다.
염증에 의해서 다리의 동맥이 막혀 버리는 병으로, 담배가 중요한 원인이 되기 때문에 금연이 절대로 필요하다. 혈관을 확장하는 약을 이용하거나 교감신경을 절제하는 수술이 행해지는데, 최악의 경우는 다리를 절제하게도 된다.

③ 전신성 에리테마토디스

교원병(膠原病)의 하나. 피부에 빨간 발진이 생기는 것이 특징이고, 얼굴에서 콧줄기를 중심으로 좌우 대칭의 나비 모양의 홍반을 자주 볼 수 있다. 압도적으로 여성에게 많으며 대부분이 10대, 20대에 발병한다. 손발이 냉수나 냉기에 닿으면 창백해서 자색이 되고 냉기를 느낀다. 이어서 열이 나고 관절통, 근육통이 나타나며 동시에 홍반이 나타난다. 심장, 신장, 폐 등에 미치면 상당히 위험하므로 조기발견과 조기치료가 그 무엇보다도 중요하다.

④ 전신성 경화증(강피증: 強皮症)

에리테마토디스와 마찬가지로 교원병인데, 이것은 30대, 40대의 여성에게 많이 볼 수 있다. 역시 냉수나 냉기에 닿으면 손발의 혈관이 수축되어 창백하게 자색이 되고, 차가와서 때로는 통증을 동반하는 수도 있다. 점점 피부색이 검어지기 시작하며 딱딱하게 굳어져 온다. 병이 심장이나 신장, 폐에 미치면 안되므로 하루 빨리 발견해서 병의 진행을 멈추도록 하지 않으면 안된다.

⑤ 갑상선기능 저하증

갑상선 호르몬의 분비가 저하되기 때문에 생기는 병이다. 전신 기능이 저하되므로 냉증과 같이 부분적으로 차가워지는 것이 아니라, 몸 전체가 차가워져서 추위를 느끼게 된다. 여름에도 두꺼운 옷을 입지 않고서는 견딜 수 없다. 정신이 집중되지 않고 일도 잘 진척되지 않으며 조금만 움직여도 금방 피곤해진다. 병이 진행되면 피부가 창백하고, 얼굴이 부어서 잠만 자고 있는 것처럼 보인다. 부족해 있는 갑상선호르몬을 보충하는 치료법을 이용한다.

⑥ 아지손병

부신피질(副腎皮質)호르몬의 부족으로 생기는 병이다. 상당히 지치기 쉬우며 조금만 움직이면 금방 지치고 만다. 식욕도 없으며 체중이 감소하고 피부가 검은색이 된다. 혈압이 저하되어 현기증이나 일어설 때 어리럼증이 자주 생기며 동시에 냉기도 생긴다.

부족한 부신피질호르몬을 보충해주는 치료를 행한다.

⑦ 동맥경화증

인간은 누구나 나이를 먹으면 혈관의 노화가 진행되며 지방분이 혈관벽에 쌓여서 혈액의 통로가 좁아진다. 이것이 심장을 부양하고 있는 관상동맥에 일어나면 협심증이나 심근경색을 발병시키며 뇌의 혈관에 일어나면 뇌경색이나 노망의 원인이 된다.

한편, 이 동맥경화가 다리의 동맥에 생기면 다리에의 혈류량이 부족해서 당연히 냉증이

냉증이 우리나라 사람에게 많은 이유

구미에는 우리나라의 냉증에 해당하는 말이 없다. 중국에서도 사정은 마찬가지로, 냉증은 어깨 결림과 함께 우리나라 사람의 전매특허와도 같다. 그렇게 생각할 수 있는 이유는,

① 생활 습관의 차이

구미와 중국인은 침대에서 자지만 우리는 일반적으로 바닥 위에서 잔다. 그 때문에 낮은 곳에 쌓이는 냉기에 닿아 몸이 차가워지는 것이 아닌가 생각된다.

② 기후 차이

북경의 추위라는 것은 보통 살을 에이는 듯한 추위이다. 이것은 북유럽 등에서도 마찬가지이다. 거기에 비하면 우리의 겨울은 뼛속까지 추위가 스며들어서 몸을 속에서부터 차갑게 하는 듯한 느낌이 든다. 이것도 원인의 하나가 아닐까?

③ 음식물의 차이

구미인은 차가운 음식을 즐겨 먹고, 고기를 잔뜩 먹는다. 중국에서는 육식을 하면 열이 많이 난다고 생각하고 있기 때문에 육식과 차가운 음식의 균형을 맞추고 있는 것이다. 외국인에 비교하면 우리의 고기 소비량은 결코 많지 않다. 게다가 찬 음식이나 생야채를 뜨기 때문에 몸이 차가운지도 모른다.

된다. 증상이 진행되면 쉬고 또 쉬지 않고서는 걸을 수 없는 간헐파행의 상태로도 된다. 방치해 두면 다리의 조직이 죽어버리며 할 수 없이 절단하지 않으면 안되게 된다.

동맥경화인 경우에는 식생활의 주의가 무엇보다도 중요하다. 고혈압이나 고지혈증, 당뇨병이 있는 사람은 그 치료를 해 두지 않으면 안된다.

⑧ 심장병

선천성인 심장병이나 변막증(弁膜症) 등이 있으면 전신에 혈액을 보내는 힘이 약해져 말초의 혈류가 불충분하게 되어 냉증을 호소하는 수가 있다. 어느 것이 되었든 전문적인 진찰을 받아서 확실한 치료가 필요하다.

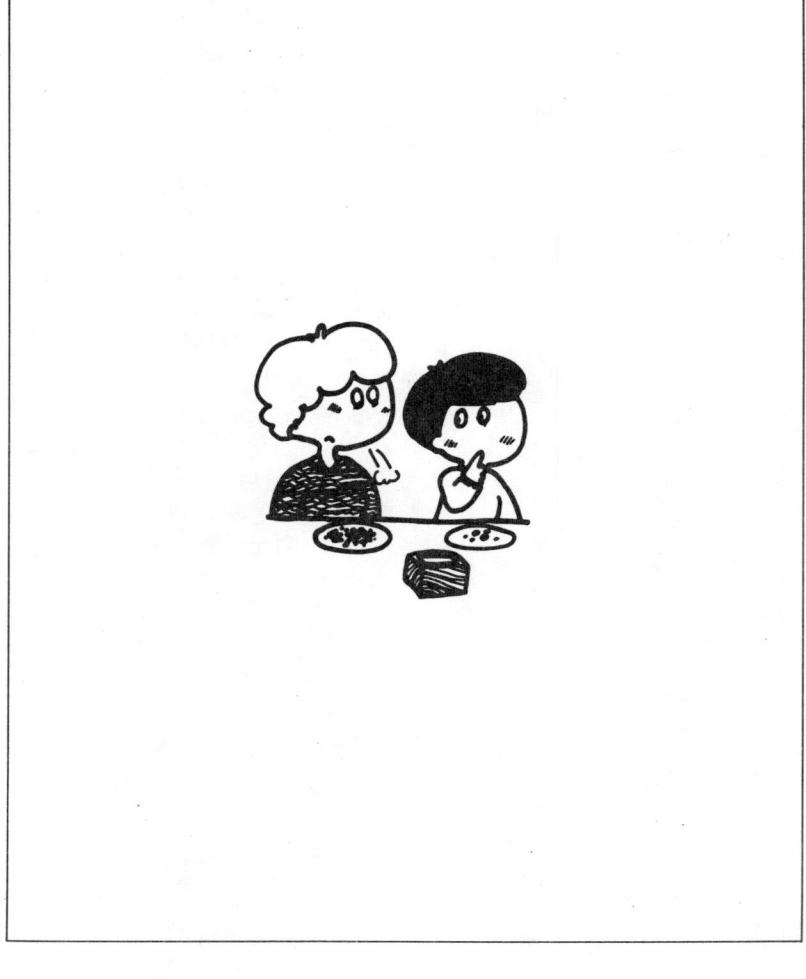

냉증의 치료방법

병원에서는 이렇게 치료한다

병이 숨어 있지 않은가를 확인해 둔다

한마디로 냉증이라고 하더라도 여러가지 원인으로 일어난다. 중대한 병이 그 그늘에 숨어 있는 일도 있으므로 그것이 아닌지 어떤지 판별해 두는 일이 중요하다. 특히 여성인 경우에는 빈혈이 많기 때문에 간과해 버리지 않도록 하고 대강의 검사를 한 다음에 병이 있을 때에는 그것을 깨끗이 치료한다.

그밖에 원인이 되는 자율신경에 기인하고 있는 냉증의 경우라도 자율신경이 과민한 체질에 의한 것이 아닌가, 정신적 스트레스나 신경질적인 성격 등에 의한 심리적인 영향이 짙은 것인가(심신증의 색채가 강하지는 않은지), 호르몬 분비의 불균형에 의한 것이 아닌지, 복장이나 주거의 상황, 냉방병의 원인인 것은 아닌지 등을 가리지 않으면 안된다. 그것들을 고려한 다음, 지금부터 말하는 것과 같은 치료를 행한다.

냉증에 치료효과가 있는 의약품

① 국소치료

비타민 E가 들어간 연고를 차가운 부분에 도포하는 방법이다. 비타민 E에는 말초혈관을 확장하는 작용이 있기 때문에 차가워진 부분의 혈액순환이 좋아지며 냉기도 개선되는 것이다.

② 비타민 E

비타민 E에는 이밖에도 호르몬의 밸런스를 조절하는 작용이 있기 때문에 호르몬의 기능이 나쁜 사람, 특히 갱년기나 사춘기의 여성에게 이용된다. 비타민 E에는 동맥경화를 예방하는 작용도 있으며 노인의 냉증에도 적당하다. 비타민 E에 관해서는 뒤에서 상세히 설명하겠다.

③ 감마 오리자놀

겨기름이나 쌀눈에서 유출한 성분으로, 간뇌시상하부에 작용해 자율신경을 조절하는 작용이 있다. 습관성이나 부작용이 거의 없으며 갱년기장해나 자율신경 실조증에 널리 신용된다.

④ 신경안정제

자율신경 실조 증상을 호소하거나 초조, 불안감, 불면 등의 정신적인 증상이 심한 경우, 심리적인 것이 관여하고 있다고 생각되는 경우에 사용한다.

⑤ 호르몬 요법

사춘기나 갱년기, 혹은 임신중절 후, 산부인과의 수술후, 분만후, 생리불순이 있는 등 호르몬 밸런스의 흐트러짐이 있는 경우에는 호르몬제의 주사나 복용을 한다. 여성호르몬(에스트로겐)이나 남·여성 혼합 호르몬(보세로몬)을 이용한다.

한방약이나 침도 효과가 좋다

① 교감신경 절제수술

② 심리요법

심리적인 트러블이 원인이 되고 있는 심신증이나 심리적인 것이 원인이 되어 있는 경우는 그 원인을 제거하지 않으면 안된다. 가정내나 직장에서의 트러블 등 정신적인 스트레스가 되는 것은 빨리 해결하는 것이 필요하다. 친한 사람의 죽음이나 화재, 도난 등 생각지 않은 재난을 당해도 그것을 극복할 수 있는 기분의 정리를 하지 않으면 안된다.

이 심리적 트러블은 스스로 해결하지 않으면 안되는 것인데, 그것이 되지 않아 몸의 리듬을 나쁘게 하는 일은 누구에게나 자주 있는 일이다.

대개의 경우에는 시간이 해결해 주기 마련이지간 사람에 따라서는 그것을 극복하지 못하고 컨디션이 나쁜 상태가 계속되는 수도 있다.

심신증에 의한 자율신경 실조증, 혹은 냉증이라는 상태가 그것이다. 심리적 트러블이 커다란 원인이 되고 있는 심신증인 사람의 경우에는 대개 성격적으로 약한 면을 가지고 있거나 인격적으로 미숙한 부분이 있기 마련이다.

그러한 점을 개선해가기 위해서는 심리요법이 필요하다. 그러기 위해서는 전문가에 의한 카운슬링을 받아 자율훈련법, 단식요법, 작업요법, 최면요법, 집단요법을 행하는 일도 있다.

③ 동양의학에 의한 치료

환자의 체질이나 증상에 맞춰서 한방약을 이용하면 상당한 효과가 나타난다. 냉증에 대해서는 물론 현대의학적인 치료법보다 효과가 있으며, 최근 나는 한방약을 주체로 한 냉증치료를 하고 있다. (한방약에 관해서는 앞쪽을 참조)

게다가 침구(鍼灸)에도 효과가 있다. 냉증을 호소하는 여성으로 다리가 핏기를 잃을 만큼 끈질긴 냉증의 여성에게 침치료를 해주었더니 금방 혈색이 되돌아와 다리도 따뜻해졌다고 하는 예를 주위에서 보고 있다.

냉증이 만성적으로 계속되고 있는 사람은 한번 침구 전문가의 치료를 받아보는 것도 좋을 것이다.

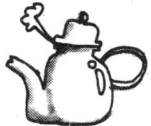

냉증의 치료방법

냉증인 여성은
기초체온을 측정하라

호르몬의 이상이 한 눈에 포착된다

　냉증인 여성은 기초체온을 재서 기록해 보는 것도 중요하다. 전부터 이야기하고 있듯이 냉증(자율신경 실조증)은 호르몬 밸런스의 불균형이 원인이 되고 있는 수가 많기 때문이다. 기초체온을 기록하면 여성의 호르몬 상태를 한눈에 알 수 있고 원인이 호르몬의 밸런스에 있는지 어떤지가 분명해진다.

　냉증은 생명에 별지장이 없는 탓으로 방치해 두는 경향이 있다. '결혼할 즈음에는 나을 테니까'라든가, '임신해서 아기가 생기면 나아요'라는 말등을 하는 일도 있다. 물론 그것도 일리는 있다. 처녀 시절엔 아직 호르몬의 상태가 미완성이더라도 결혼 연령에 접어 들면 완성되고 냉증도 좋아지는 일이 적지 않다. 결혼하면 정신적으로 안정되고 호르몬 분비도 순조롭게 되는 수가 있다. 임신, 출산을 계기로 해서 호르몬의 밸런스가 취해지는 사람도 없지는 않다.

　그러나 결혼이 가까워져도 호르몬의 상태가 나쁜 상태 그대로거나 결혼했어도 냉증 때문에 임신이 되지 않고 있는 여성도 있다. 병원에 찾아오는 환자의 태반은 불임증인 분들인데, 그중 약 80%정도의 사람은 냉증을 가지고 있다. 호르몬의 밸런스가 좋지 않으면 냉증이 되기 쉬우며 냉증이 있는 여성은 불임증이 되기 쉬운 경향이 있는 것 같다. 또한 호르몬의 밸런스가 나쁘면 그밖에도 자율신경 실조증의 증상이 나타나 괴로운 경험을 하지 않으면 안된다. 호르몬의 상태는 기초체온으로 금방 알수 있으므로 냉증의 원인이 호르몬의 흐트러짐에 있는지 어떤지를 빨리 확인해 주는게 좋다.

기초체온은 이렇게 잰다

기초체온은 전용 부인체온계(눈금이 잘게 표시되어 있다)를 사용해서 잰다. 체온계는 밤에 자기 전에 머리맡에 준비해두고, 아침에 눈을 뜨자마자(화장실에 가도 안된다) 혀의 밑에 끼워서 측정한다. 아침에 눈을 뜨고 나서 아직 몸을 움직이기 전의 체온을 기초체온이라 한다.

월경에서 월경까지의 기초체온을 3주일 정도(약 3개월간) 기록하면 호르몬의 상태를 대강 알 수 있다. 월경에서 약 2주일은 36.7도 이하인 저온기가 계속되며, 배란이 일어나면 체온이 상승해서 고온이 계속되어 2주일 후 정도로 체온이 내려가면 월경이 시작된다. 이 것이 정상의 패턴이다.

왼쪽 그림에 기초체온의 주된 타입을 들어 두었다. ①과 ②는 정상이지만 ③~⑥은 호르몬의 밸런스가 나쁜 것을 나타낸다.

호르몬의 상태가 나쁜 사람은 냉증을 비롯해서 자율신경 실조증의 증상을 여러가지로 호소한다. 기초체온이 이 상태를 계속하고 있으면 임신할 수 없다. 기초 체온에서 호르몬의 상태가 나쁘다고 알았다면

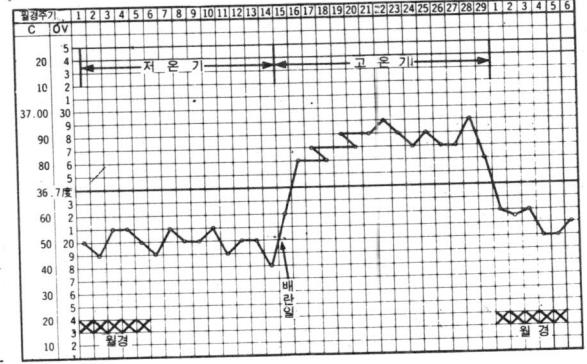

기초체온표

하루 빨리 체온표를 지참하고 산부인과의 진찰을 받도록 한다.

냉증 나아 불임증도 나앗다

호르몬의 밸런스가 무너지고 있을 때에는 호르몬제 이외에도 비타민E나 한방약인 당귀작, 약산을 사용한다. 잠시동안 이러한 약을 복용하고 있으면 기초체온도 정상으로 되돌아와 냉증도 동시에 좋아지는 케이스가 많은 것 같다.

병원에 통원치료하고 있는 환자에게는 불임증이 많은데 그 중에도 냉증이 나앗다고 생각하고 있었더니 임신에도 성공했다고 하는 예가 상당히 있다.

호르몬의 밸런스가 나쁜 사람들 중에는 비교적 고치기 쉬운 타입인 사람도 있지만 쉽사리 낫기 어려운 타입의 사람도 있다. 어느 타입이 되었건 기초체온표가 진단의 중요한 단서가 되므로 꼭 기록을 계속해 일찌감치 산부인과에서 상담해 본다.

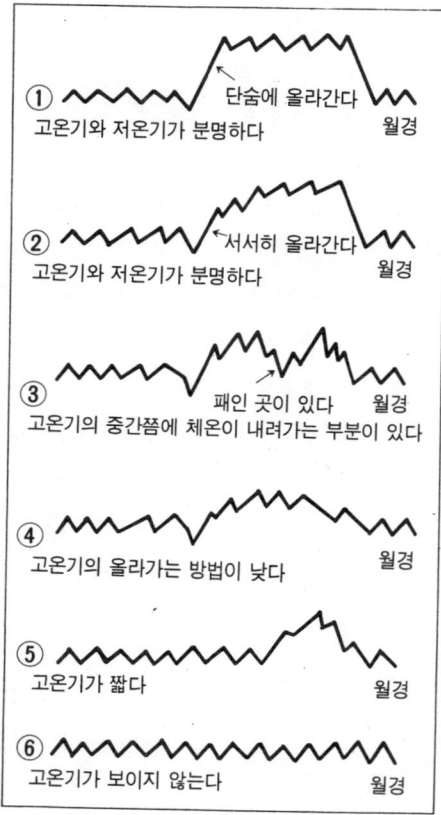

기초 체온 곡선의 여러가지

① 고온기와 저온기가 분명하다 — 단숨에 올라간다, 월경
② 고온기와 저온기가 분명하다 — 서서히 올라간다, 월경
③ 고온기의 중간쯤에 체온이 내려가는 부분이 있다 — 패인 곳이 있다, 월경
④ 고온기의 올라가는 방법이 낮다, 월경
⑤ 고온기가 짧다, 월경
⑥ 고온기가 보이지 않는다, 월경

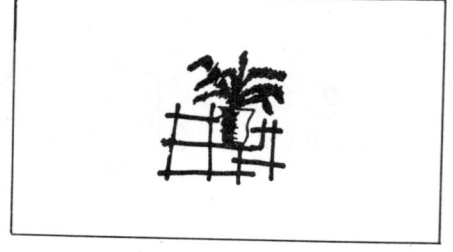

냉증의 치료방법

비타민E는 냉증에 효과가 좋다

효과가 좋은 비타민E의 두 가지 작용

비타민E는 냉증에 잘 듣는 비타민으로서 알려져 이전부터 치료에 사용되어 왔다. 그 첫째 이유는 비타민E에는 말초혈관을 확장해서 혈액순환을 좋게 하는 기능이 있기 때문이다. 냉증이라는 것은 말초혈관이 주축이 되어 혈액순환이 나빠지기 때문에 생기는 증상이므로 비타민E는 그 치료 목적에 꼭 맞는 것이다. 또 하나의 이유는 호르몬 밸런스의 흐트러짐을 조정하는 작용이 비타민E에 있는 것이다. 원래 비타민 E는 결핍된 쥐에게 수태능력이 없어지거나 부족하면 임신중의 쥐가 유산을 해 버리는 것에서 '불임을 방지하는 비타민'으로서 발견된 것이다. 게다가 그후의 연구로 뇌하수체에 많이 포함되어 그 기능을 조절하고 있는 것 같다는 것까지 알아 내기 시작했다.

뇌하수체는 시상하부의 밑에 위치하는 팥 정도 크기의 부품으로 몸전체의 여러가지 호르몬의 분비를 촉진하는 호르몬이 여기에서 나오고 있다. 그중의 하나가 성선 자극호르몬으로, 이 호르몬은 난소에서 난포호르몬(에스트로겐)이 분비되는 것을 촉진한다. 요컨대 뇌하수체는 몸전체에 여러가지 호르몬의 분비를 지배하고, 비타민E는 그 기능을 원활하게 유지하는 데에 중요한 역할을 하고 있는 것이다.

비타민E는 이와 같이 뇌하수체나 난소에 가능해서 호르몬 분비의 균형을 조정하기 때문에 생리불순이나 불임증을 개선하며 유산이나 조산을 방지하는 것이다. 그 결과 호르몬 중추의 기능도 좋아지고 자율신경의 기능도 스무드하게 되어 냉증도 개선되는 셈이다.

그러나 비타민E엔 호르몬제 만큼 직접적인 작용이 갖추어 있지 않으므로 금방 효과가 나타나는 일은 없다. 장기간 계속해서 사용하는 중에 서서히 효과가 나타나기 시작하는 것이다.

중년의 냉증에는 특히 유효

비타민E가 좋은 이유는 또 하나 있다. 그것은 동맥경화를 예방하고 혈액의 흐름을 스무드하게 하는 것이다.

처음에는 '불임 예방의 비타민'으로서 이름을 날린 비타민E이지만 그후의 연구에서 성인병 예방, 노화방지에 아주 중요한 기능을 하고 있다는 것을 알게 되었고, 지금은 '불노장수의 비타민'이라는 이름까지 얻을 정도가 되었다. 그것은 비타민E에 과산화지질이 생기는 것을 방지하는 작용이 있기 때문이다.

과산화지질이라는 것은 지방이 산화해서 생기는 물질로, 몸의 세포막을 상처입혀서 세포를 못쓰게 해 버리는 작용을 한다. 이 피해가 전신에 퍼지면 장기의 기능이 저하되고, 노화가 진행된다. 또 과산화지질은 혈관을 상처입혀 콜레스테롤 등을 침착시켜 동맥경화를 진행시킨다. 비타민E는 과산화지질의 이러한 해를 방지해 주는 것이다.

과산화지질이 혈액중에 늘어나면 혈액은 끈적거리게 해서 굳어지기 쉽게 하는데, 비타민E는 그것을 막아서 혈액을 보송보송하게 해 흐르기 쉽게 하는 기능도 갖고 있다. 또한 비타민E는 혈액중 콜레스테롤을 낮혀 주는 힘도 함께 갖고 있다. 조금전에도 언급했듯이 말초혈관을 확장하기 때문에 혈액의 흐름이 좋아지고 고혈압에도 좋은 결과를 갖고 온다.

비타민E는 이런 2중, 3중의 힘을 발휘해서 동맥경화를 방지하고 나아가서는 노화에까지 중단을 요구하고 있는 것이다.

비타민E가 중년부인들의 냉증에 특히 위력을 발휘하는 것도 혈액순환

비타민E를 포함하고 있는 식품

(100 g 중의 I.U.)

장어(장어구이)	12.2	현미	11.6
명란젓	7.7	맥아미	0.8
칠성장어	5.4	백미	0.2
가다랭이	4.8	밀가루	2.5
다랑어(비계)	4.5	참기름	33.2
콩	4.4	옥수수기름	20.8
고등어	2.8	콩기름	13.3
꽁치	2.0	면실유	9.3
다랑어(살코기)	1.5	라아드	10.1
		마아가린	8.5

을 좋게 해서 냉기를 해소할 뿐만 아니라 동맥경화의 예방에도 팔을 걷고 도와주고 있기 때문이다.

비타민E의 능숙한 섭취법

비타민E는 윗쪽표에 예로 든 것과 같은 식품에 많이 포함되어 있다. 물고기나 맥아, 식물유 등 비타민E가 듬뿍 들어있는 음식물을 될 수 있는 대로 식탁에 올리도록 한다. 비타민E의 소요량은 우리나라에서는 아직 정해져 있지 않지만 미국에서는 하루에 성인 남자 15 I.U.(국제단위)여자 12 I.U.로 되어 있다.

이 정도의 양이라면 매일의 식사에서 섭취할 수가 있는데, 건강 증진 성인병 예방,호르몬 밸런스의 조정을 위해서는 거의 100I.U.는 필요하다고 전문가는 말하고 있다. 식품에서 만으로는 불충분하며 비타민E제의 손을 빌리지 않으면 안된다.

비타민E에는 거의 부작용이 없다고 하므로 이 정도의 양이라면 전혀 걱정할 필요없다. 역시 비타민E제 중에는 함유량이 α 토코페롤의 양으로 표시되어 있는 경우가 있다. 1mg은 1.5 I.U.에 상당하므로 100 I.U.라면 66.7mg, 거의 50~100mg을 하루에 이용하도록 하면 좋을 것이다.

② 냉증에 효과가 있는 민간약

생강즙 1작은술과 깨갈은 것 1큰술을 홍차잔에 넣고 뜨거운 물을 붓는다. 이것을 벌꿀로 단맛을 내서 마신다.

생강에는 몸을 따뜻이 해주는 작용이 있으며, 한편 참깨나 벌꿀은 체력보강에 도움이 된다. 또한 참깨에는 냉증에 효과가 있는 비타민 E도 풍부하다.

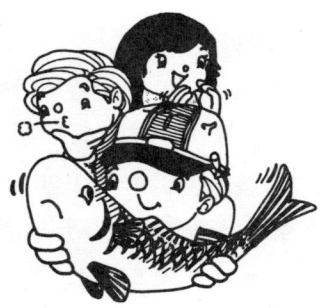

냉증의 치료방법

계속되는 냉증에 확실한 효과를 발휘하는 한방약

냉증 치료는 서양의학보다 동양의학

서양의학과 동양의학(한방)은 여러가지 면에서 매우 대조적이다. 각각에 자신이 있는 부분과 그렇지 않은 부분이 있기 때문에 서로 좋은 면을 잘 끌어내면 병의 치료 효과가 훨씬 높아져 갈 것이다.

냉증은 몸의 기능이 흐트러짐에 의해서 생기는 현상이므로 원인을 발견해서 퇴치하거나 잘라내고 고치는 서양의학에 있어서 그다지 자신이 있는 병은 아니다. 한편 병은 몸의 기능의 불균형에서 생긴다고 생각하고 그 원인이 되는 체질부터 개선해서 고치려고 하는 것이 동양의학의 사고방식이다. 그점에서 말하면 체질이 중요한 원인이 되어 생기는 냉증은 원래부터 자신이 있는 부분이라고 할 수 있을 것이다.

실제 지금까지의 치료 경과를 보더라도 서양의학적인 치료보다 한방약쪽이 잘 듣는 것 같다.

한방 특유의 진단법에 의해서 그 환자에게 맞는 약을 선택한다. 그러므로 한방약을 쓸 때에는 한방에 관해서 공부하고 있는 의사의 진찰을 받아 약을 선택해 받지 않으면 안된다. 만약 그렇게 할 수 없을 때에는 한방약에 조예가 깊은 약제사가 있는 약국에서 상담한다.

냉증에 잘 듣는 한방약 4종

냉증에 사용되는 한방약에는 다음과 같은 종류가 있다.

① 당귀작약산(當歸芍藥散)

안색이 창백하고 갸날픈 몸매이며, 목줄기나 어깨가 자주 결리며 현기증도 자주 일어나고 허리, 다리, 손 등이 차가운 사람에게 이용한다. 반드시 마른 사람만이 아니라 뚱뚱한 사람의 냉증에도 잘 듣는다. 여성에게서는 종종 생리불순을 동반한다. 역시 이 약의 주성분의 하나인 당귀에는 냉증에 효과가 있는 비타민E도 많이 포함되어 있다.

② 당귀사역가오수유생강탕(當歸四逆加吳茱萸生薑湯)

냉증이 심한 탓으로 두통이나 요통, 복통, 사지통을 동반하거나 동상이 생기는 사람에게 사용한다. 오수유(吳茱萸)나 생강엔 몸을 따뜻이 해주는 작용의 생약이 포함되어 있다.

③ 부보당귀교(婦寶當歸膠)

중의학(현재 중국에서 행해지고 있는 한방)의 약으로, 비타민E가 많은 당귀엔 빈혈에도 좋은 지황(地黃)이나 황기(黃耆)등이 배합되어 있다. 빈혈이나 생리불순을 동반하는 냉증에 적당하다.

④ 계지복령환(桂枝茯苓丸)

허리, 다리가 차가운데 얼굴이 상기되는 소위 '냉증상기'에 이용된다. 이 약은 어혈(혈액의 정체)을 개선하고 혈액순환을 좋게 하는 작용이 있는 약으로, 골반내의 어혈 때문에 생기는 생리통이나 생리불순, 다리, 허리의 냉기에 효과가 있다. 눈의 충혈, 치핵(돌기 치질)등 혈액의 울체에 의해서 생기는 증상에도 잘 듣는다. 역시 어혈이 있는 경우에 아랫배를 누르면 통증이 있는 응어리를 접하는 것이 특징이다.

갱년기에 생기는 냉증에는 이 처방

갱년기 장해의 증상으로써 냉증이 생길 때에는 다음의 처방을 이용한다.

① 가미소요산(加味逍遙散)

체질은 허약한 편이고 혈색도 나쁘며 냉증외에 두중(頭重), 어깨결림, 초조, 불면, 현기증, 몸이 나른하고 식욕부진 등 여러가지를 호소하는 신경질적인 여성에게 적합하다. 이 약에는 자율신경을 조정하는 작용이 있는 것 같다.

② 계지복령환(桂枝茯苓丸)

혈색이 좋고 냉증에 상기를 호소하며 아랫배를 누르면 통증이 있고 어혈이 있는 사람에게 적합하다.

③ 육미환(六味丸 : 六味地黃丸)

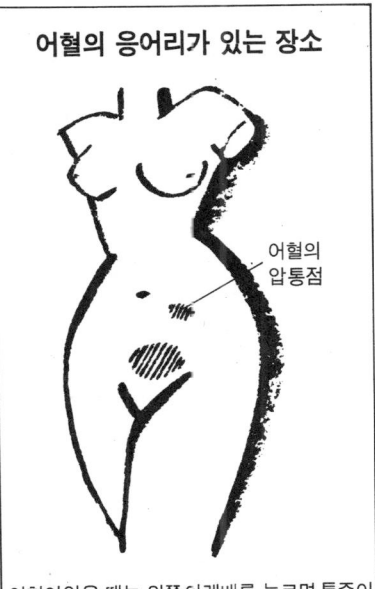

어혈의 응어리가 있는 장소

어혈의 압통점

목이 타고 손발이나 얼굴이 화끈거리며, 손발이 나른하고 아픔 등을 호소하는, 한방의 진단에서 말하는 신음허(腎陰虛)인 사람에게 사용한다. 육미환에 지모(知母)와 황백(黃柏)을 곁들인 지백지황환(知柏地黃丸), 혹은 구기자와 백작꽃을 곁들인 기국지황환(杞菊地黃丸)을 이용하는 수도 있다.

④ 시호가룡골모려탕(柴胡加龍骨牡蠣湯)

냉증에 피의 상기가 있으며 어깨결림, 요통 외에 초조, 불안감, 불면,

어혈이있을 때는 왼쪽 아랫배를 누르면 통증이 있는 응어리를 접하게 되며, 하복부에 팽창감이 있으며 누르면 통증이 있다.

우울이 되는 등의 정신증상을 호소하는 경우에 사용하는 약이다. 피가 솟아 땀을 흘리고 있는 것 같을 때 땀의 분비를 진정시킨다.

⑤ 해마보신환(海馬補腎丸)

중국의학의 약으로 냉증에 의해서 추위를 느끼며 허리나 무릎의 통증을 호소하고, 야간의 배뇨가 많으며 정신적으로도 침체되어 있는 사람에게 잘 듣는다. 해마라고 하는 것은 바다의 말로, 이밖에 많은 동물성 생약을 이용한 강력한 보신약(補腎藥)이다. 한방의 진단에서 말하는 '신양허(腎陽虛)'에 이용하는 처방으로, 허리, 다리가 약하고 통증을 호소하는

노인의 노화방지에 잘 듣는다.
여러가지 증상을 동반하는 냉증에는
냉증에는 갖가지 증상이 연루되는 수가 있다. 각 증상마다에 그것을 해소하는 처방을 열거해 보겠다.
　[빈혈]
① 사물탕(四物湯)
빈혈에 가장 자주 이용되는 처방으로, 특히 생리불순이나 생리통 등을 동반하는 경우에 적합하다.
② 팔진탕(八珍湯)
위장병이 있는 등 소화기관이 약한 사람의 빈혈에 사용한다. 이것은 사물탕에 사군자탕을 합한 처방으로, 엑기스제로 이용할 때는 양쪽을 같은 양씩 복용한다.
③ 십전대보탕(十全大補湯)
팔진탕에다시 황기와 계수화는 몸을 따뜻이 해주는 작용의 생약을 두가지 더한 약이다. 체력이 특히 저하되어 있는 빈혈에 이용한다. 인공임신중절, 유산, 산후, 수술후, 큰 병후 등 대량으로 피를 흘리거나 쇠약해 있는 사람의 회복에 효과가 있다.
　[요통]
④ 영강출감탕(苓姜朮甘湯)
요통을 동반하는 냉증에 잘 듣는 한방약이다.

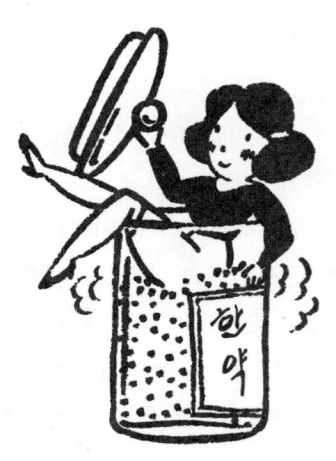

　[냉방병]
⑤ 오적산(五積散)
옛날부터 한냉에 닿아서 생기는 제병의 특효약이라고 하여 냉기에 닿은 냉방병에도 잘 듣는다. 물론 냉방으로 몸을 차게 하지 않도록 궁리하는 일이 중요하다.

[생리불순, 생리통]

⑥ 당귀작약산(當歸芍藥散)

안색이 창백하고 몸매가 갸날픈(반드시 마른 것만은 아니다) 사람으로 냉증과 월경의 장해가 있는 경우에 사용한다.

⑦ 계지복령환(桂枝茯苓丸)

혈색이 좋고 머리의 피가 상승하거나 어깨결림이 있는 사람으로 배가 땡긴 느낌을 호소하며, 하복부를 누르면 통증이 있고 어혈이 있는 사람에게 맞는다.

⑧ 가미소요산(加味消遙散)

생리불순과 냉증에 대해서 기분이 초조하고 화가 자주 나며 정신 불

냉증에 효과가 있는 식물초

고려인삼

옛날부터 피로회복, 체력증강에 잘 듣는 약으로서 알려져 있다. 중국에서는 보기약(補氣藥) 즉 원기를 보충하는 약으로서 혈행촉진, 신진대사 기능의 회복 소화 흡수 촉진의 목적으로 이용한다.

자율신경실조증으로 아침의 기상이 좋지 않은 사람에게도 잘 들으며, 냉증의 개선에도 효과가 있다. 냉증인 사람은 냉기 때문에 제대로 잠들수 없다→아침에 피로가 남아 있어서 기상이 나쁘다→ 충분히 몸을 사용해서 일할 수 없다→식욕이 나지 않는다→영양을 취할 수 없으므로 금방 피로해진다→몸을 움직이지 않기 때문에 좀처럼 잠들지 못한다→다리, 허리의 냉기가 걱정이 되어 역시 잠잘 수 없다 라는 식의 악순환을 일으키기 쉽다. 이러한 곤란한 악순환을 단절시키는 작용을 갖고 있는 것이 고려인삼이다. 고려인삼은 몸의 혈행을 좋게 하므로 냉기가 개선되어 잘 잘 수 있게 된다. 푹 쉬면 피로도 회복되기 때문에 다음 날 아침의 기상도 좋아지며, 하루를 원기왕성하게 일할 수 있다. 식욕도 나며, 밤에도 잘 잘 수 있기 때문에 자신의 기능도 높아져 자율신경의 기능도 좋아지고, 냉증이 근본부터 좋아진다.

인삼의 제제(製劑)나 건강식품은 여러가지가 나돌고 있지만, 인삼주는 알콜의 혈관확장 작용이 가해져 보다 좋은 효과를 기대할 수 있다.

안, 불면 등의 정신 증상을 동반할 때에 이용한다.

[설사]

⑨ 육군자탕, 진무탕(六君子湯, 眞武湯)

냉증인 사람은 종종 만성설사증을 동반한다. 복통은 그다지 없으며 수양변(水樣便)이라기 보다 연변(軟便)이다. 이 경우는 배를 따뜻이 해 소화기의 기능을 높이는 처방을 사용한다.

[변비]

⑩ 마자인환, 윤장탕(麻子仁丸, 潤腸湯)

한방의 변비약으로서는 대시호탕(大柴胡湯)이나 대감환(大甘丸)등이 자주 사용되는데, 냉증인 사람이 사용하면 너무 강해서 설사를 하거나 복통을 일으키거나 한다. 한방약은 작용이 온화하고 부작용이 없다고 하지만 맞지 않는 약을 사용하면 부작용을 일으키는 수가 있다. 그래서

냉증에 효과가 있는 식물초

에조우고기

중국명은 자오가(刺五加) 혹은 오가삼(五加參), 소련명은 에레우테로콕이라 하며, 지금 전세계에서 주목을 받고 있는 식품이다. 고려인삼과 마찬가지로 오갈피과의 식물이며, 아주 비슷한 작용을 가지고 있다. 효과도 인삼에 필적한다고 하는데, 최근엔 중국이나 소련, 일본에서의 과학적 연구로 분명해지기 시작했다.

에조우고기가 갖고 있는 주된 작용은 밸런스를 잃은 몸의 기능을 원래 상태로 되돌리는 아답터겐 효과가 있다고 하며, 피로회복, 스테미너 증강에 뛰어난 작용을 나타내고 있다. 소련이나 중국에선 약으로서 인가되어 여러가지 병의 치료에도 사용되고 있는 외에 소련 올림픽 선수의 스테미너 증강이나 우주비행사의 스트레스 방지에도 이용되고 있다고 한다.

실제로 복용한 사람들의 체험에 의하면, 불면이나 초조, 변비, 위약, 고혈압, 어깨결림 등, 자율신경이 불안정한 사람에게 특히 효과를 볼 수 있으며, 냉증이 좋아진다는 사람이 많이 있다.

이 에조우고기는 건강식품으로 시판되고 있으므로 한번 시험해 보는 것도 좋을 것이다.

냉증인 경우는 설사를 하게 하는 대황(大黃)의 작용을 그밖의 생약으로 부드럽게 하고 있는 마자인환(麻子仁丸)이나 윤장탕(潤腸湯)을 사용한다.

변비인 경우는 야채류 등 섬유질이 많은 것을 섭취해서 변의 양을 늘리는 일도 중요하다. 단 생야채는 몸을 차게 하므로 데친 것이나 기름에 볶은 것 등을 먹도록 한다.

⑪ 팔미환(八味丸)

노인 중에서 변비인 경우에 먹도록 한다.

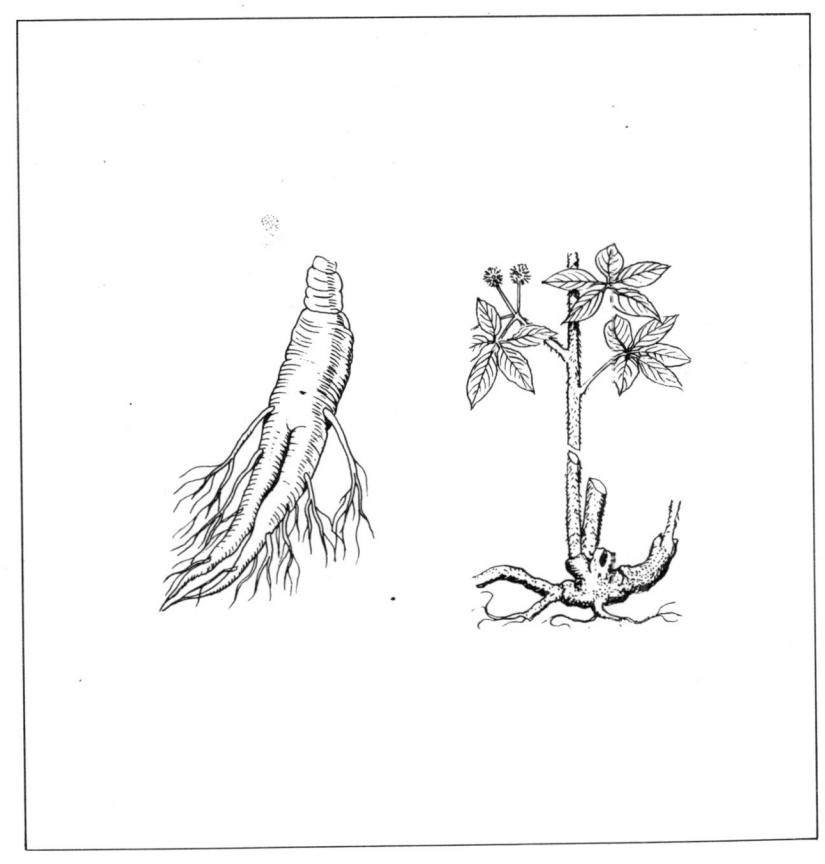

냉증의 치료방법

냉증을 치료하는 식품, 조장하는 식품

몸을 따뜻하게 해주는 음식물 차게 해주는 음식물

'의식동원(醫食同源)'이라든가 '약식일여(藥食一如)'라고 말해지듯이 병의 치료나 건강을 유지하는 데에 음식물은 매우 중요한 위치를 차지한다. 음식물이 원인이 되어 병을 악화시키는 경우도 있으며, 음식물 관계로 병을 고치고 증상을 개선하는 일도 가능하다.

냉증이라 해도 마찬가지로 몸을 차갑게 하는 음식물은 피하고 몸을 따뜻하게 하는 음식물을 섭취하도록 하지 않으면 안된다.

냉증을 호소하는 어떤 여성 환자는 다른 사람에게 미용과 건강을 위해 비타민을 많이 복용하면좋다고 권유 받아서 과일을 듬뿍 섭취하고 식사마다 야채 사라다를 빠뜨리지 않는다고 한다. 과일이나 생야채에는 몸을 차갑게 하는 것이 많기 때문에 그것만 섭취하고 있어서는 몸을 차게 해버려 냉증이 되는 것도 당연하다.

중국에서는 음식물이든 약물이든 사기오미(四氣五味)에 의해서 분류하고, 그 효과를 분명히 하고 있다. 사기라는 것은 한열온량(寒熱溫涼)으로 몸을 따뜻하게 해주는 것. 오미라는 것은 산(시다). 고(쓰다). 감(달다), 신(얼얼하고 맵다), 함(짜다)의 다섯가지로, 산(酸)은 수렴, 고(苦)는 건위·소염, 감(甘)은 자양, 신(辛)은 발산, 함(鹹)은 연견(軟堅)의 작용이 있다고 한다.

음식물마다 가지고 있는 이러한 작용을 살려서 병이나 증상, 본질을 개선해가는 것이 한방의 식양생(食養生)인 것이다.

날 것, 생야채는 몸을 차갑게 한다

냉증의 식양생은 차가운 음식물을 피하고 따뜻한 음식물을 취하는 것이 원칙이다. 일반적으로 찬 음식은 몸을 차갑게 하지만 찬 식품이라도 불에 쬐거나, 햇빛에 말리거나 하면 차가운 성질을 부드럽게 한다. 그러므로 냉증인 사람은 될수록 생음식을 피하고, 조리한 식품을 먹도록 한다. 아이스크림, 아이스캔디, 냉쥬스나 콜라 등 청량 음료, 아이스커피, 아이스티 등은 피하고, 여름이라도 되도록 따뜻한 음식물을 먹도록 하는 것은 말할 필요도 없다.

회, 초밥, 신것, 찬 날두부, 야채 사라다 등 차가운 식품, 생으로 먹는 식품은 삼가하도록 하고 너무 많이 섭취하지 않도록 한다.

중국인을 보고 있으면 알 수 있겠지만 그들은 따뜻한 차를 즐겨 마시며, 차가운 것은 그다지 마시지 않는다. 생야채의 사라다도 그다지 먹지 않는 편으로 떡잎채소에 참기름을 발라서 먹는 정도이다. 한국인은 차가운 것을 자연스레 먹는데 중국인은 반드시 익혀 먹고 있다. 중국 요리에서도 처음에 냉채가 나오지만 뒤에는 따뜻한 재료로 마지막엔 차가운 두부가 나오는 정도이다.

중국도 북부로 가면 우리나라 보다도 훨씬 추위가 심하지만 그럼에도 불구하고 우리나라 사람에 비교해서 냉증이 적은 것은 그러한 음식물이 관계하고 있는 것은 아닌가 하고 생각된다.

수박, 멜론, 바나나……×
귤, 매실, 체리……○

각각의 식품에 관해서도 언급해 보자. 과일은 생으로 먹는 것이므로 몸을 차게 해버리는데, 그 중에는 따뜻한 과일도 있으므로 냉증인 사람에게 좋다.

① 몸을 차게 하는 과일

수박, 메론, 파파이아 등의 오이류, 감, 배, 바나나, 토마토

② 온량 중간의 과일

무화과열매, 포도, 사과, 파인애플

③ 몸을 따뜻하게 해주는 과일

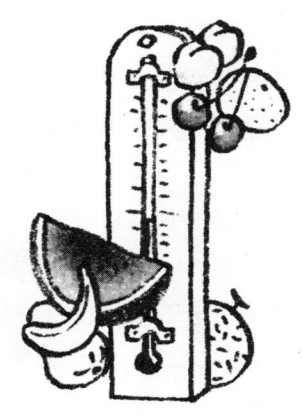

귤, 석류, 매실, 버찌, 대추

그렇다고는 하지만, 생으로 먹으면 생리적으로 몸을 차갑게 하기 때문에 너무 많이 먹지 않도록 한다.

④ 몸을 따뜻하게 해주는 야채

야채류는 생으로 먹으면 몸을 차게 하지만 몸을 따뜻이 해주는 작용이 있는 것도 적지 않다.

파, 생강, 마늘, 양파, 무우, 당근, 연근, 우엉 등이 몸을 따뜻하게 하는 야채이다.

뿌리 채소류는 전반적으로 몸을 따뜻하게 해주기 때문에 삶거나 냄비요리, 볶음으로 해서 먹으면 매우 좋을 것이다. 엽채류는 생으로

---

③ 냉증에 효과가 있는 민간약
참깨 · 맥아 페이스트(Pastte)

참깨는 자양강장 효과가 뛰어난 식품으로 냉증에 좋은 비타민E를 듬뿍 포함하고 있다. 또한 소맥맥아는 비타민E가 풍부할 뿐만 아니라, 자율신경조정 작용이 있는 감마 오리자놀도 포함되어 있다. 게다가 자양강장 효과가 있는 벌꿀을 첨가하면 냉증치료 특효식품의 완성품이다.

〈만드는 법〉

참깨1, 소맥맥아2, 벌꿀1의 비율로 각각 준비한다. 참깨를 잘 으깨 간 것에 소맥맥아와 벌꿀을 넣어 잘 섞이도록 이긴다. 빵에 바르거나 해서 먹는다.

먹으면 차갑게 하기 때문에 볶거나 데치거나 냄비요리로 하거나 된장국의 건데기로 해서 먹도록 하면 좋을 것이다. 그때 생강이나 파, 부추 등을 약간 더하면 몸을 따뜻하게 해주는 효과가 한층 높아진다.

우유는 몸을 차갑게 하므로 데워서 먹도록 한다. 육류로는 양고기가 몸을 따뜻하게 하므로 바베큐 등으로 먹으면 좋을 것이다. 돼지고기는 따뜻하게 하는 작용은 없고, 소고기는 양자의 중간이라고 한다.

찹쌀에는 따뜻하게 하는 작용이 있으므로 추운 겨울에 떡을 먹는 것은 좋다.

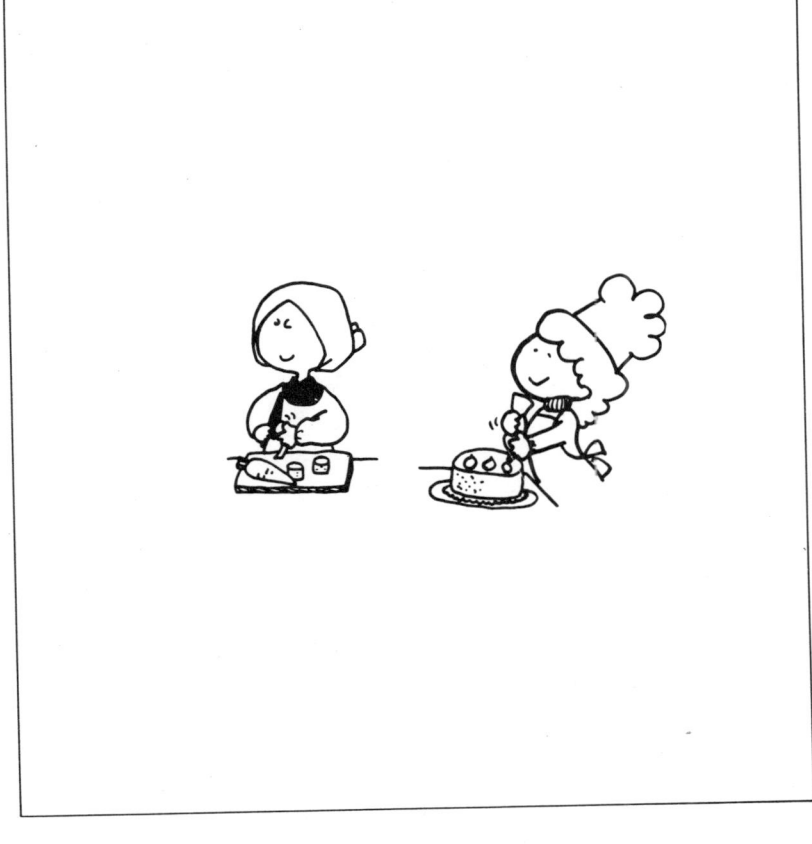

냉증의 치료방법

마음의 긴장을 풀고 냉증을 치료하는 자율훈련법

심신증의 색채가 진한 냉증인 사람에게 좋다

몇번이나 되풀이하는 것 같지만 냉증은 말초혈관이 수축되어 혈액순환이 나빠지기 때문에 생긴다. 그 원인을 더듬어 가면, 정신적인 스트레스가 뿌리를 쭉 내리고, 자율신경 내의 교감신경이 긴장하고 있는 일이 적지 않다.

냉증(자율신경 실조증) 환자 중에 심신증의 색채가 강한 사람일수록 그 정신적인 원인이 커다란 부분을 차지하고 있다. 그러나 심신증과는 관계가 없는 사람이라도 많든 적든 정신적 긴장이 관여하고 있기 마련이다. 그러므로 긴장을 풀어주는 일이 냉증의 치료에 크게 도움이 된다.

그 방법으로는 여러가지가 있지만, 연습만 하면 누구라도 손쉽게 할 수 있는 '자율훈련법'을 여기에서 소개하겠다. 자율훈련법이라는 것은 간단히 말하면 혼자서 자신에게 최면술을 걸도록 해서 몸의 긴장을 해소하는 방법으로 그에 의해서 마음의 긴장을 해소하는 것을 자기 최면법이라고도 부르고 있다.

자율훈련법을 마스터하면 냉증이나 자율신경 실조증을 고칠 뿐 아니라 초조감이나 불안을 제거해 마음을 긴장하게 할 수가 있다. 심신의 건강을 위하여 꼭 매일 실행해 주기 바란다.

마음이 흐트러지지 않는 조용한 장소에서

자율훈련법은 자택에서나 사무실에서, 또 익숙해지면 전철 안에서도 할 수 있는데, 연습할 때는 마음이 흐트러지지 않는 조용한 장소를 선택한다. 넥타이, 벨트 등 몸을 조이는 것을 풀고, 구두는 슬리퍼 등으로 갈아 신는다.

① 자 세

이불이나 침대 위에 누워서든, 의자에 앉은 채로든 상관없다. 누울 때에는 천정을 보고 똑바로 누워 손은 몸의 좌우에 두고 전신의 힘을 뺀다.

의자에 앉을 때에는 마차에 탄 마부의 자세 즉, 의자에 앉아서 양발을 가볍게 앞으로 뻗고, 발바닥을 바닥에 붙인다.

한번 등줄기를 편 다음 숨을 내쉬면서 상체의 힘을 빼는데, 등은 자연스레 둥글게 하며, 목은 앞으로 기울인다. 손은 힘을 빼고 좌우로 늘어뜨린다.

② 준 비

전신의 힘을 빼고 가볍게 눈을 감고 '기분이 안정되어 있다'는 말을 마음 속으로 천천히 반복한다. 무리하게 기분을 가라앉히려고 하거나, 마음에 떠오르는 잡념을 쫓으려고 하지 말고, 자연스럽게 '기분이 안정되어 있다'는 말을 반복한다. 그러는 사이에 잡념도 없어지고 기분도 안정되기 시작할 것이다.

피부 온도가 실제 2도 정도 높아지기 시작한다

기분이 안정되었으면, 다음의 연습을 시작한다.

① '오른팔이 무겁다'

이 말을 마음 속으로 천천히 반복한다. 이때에는 오른손의 손가락 끝에서 팔의 이음매까지 오른손 전체에 주의를 기울인다. '오른팔이 무겁다'를 반복하면서 그 동안에 가끔 '기분이 안정되어 있다'를 넣자.

처음에는 좀처럼 무거운 기분이 들지 않을 지도 모르지만 반복하고 있는 사이에 힘이 빠진 듯한, 축 늘어지고 나른한 듯한 느낌을 얻을 수 있을 것이다. 오른팔이 무겁다는 느낌이 반드시 들 수 있게끔 되었다면 왼팔로 진행시킨다.

② '왼팔이 무겁다'

라는 말을 마음 속으로 천천히 반복하며 주의를 왼팔 전체에 기울인다. 다음은 양팔을 할 순서이다.

③ '양팔이 무겁다'

이렇게 해서 양팔에 무거운 느낌을 느끼게 되었으면, 다리로 진행한다. 팔과 마찬가지로 진행시켜 간다.

④ '오른 다리가 무겁다'
⑤ '왼다리가 무겁다'
⑥ '양발이 무겁다'

이것이 가능해졌으면 따뜻한 느낌의 연습으로 한다.

① '오른팔이 따뜻하다'
② '왼팔이 따뜻하다'
③ '양팔이 따뜻하다'
④ '오른 다리가 따뜻하다'
⑤ '왼다리가 따뜻하다'
⑥ '양다리가 따뜻하다'

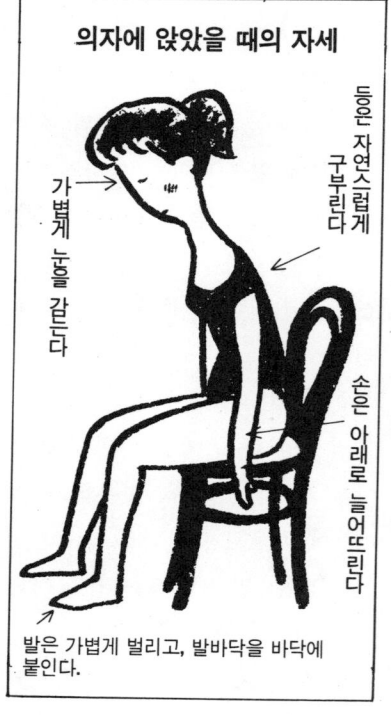

의자에 앉았을 때의 자세

등은 자연스럽게 구부린다
가볍게 눈을 감는다
손은 아래로 늘어뜨린다
발은 가볍게 벌리고, 발바닥을 바닥에 붙인다.

여기까지 가능하게 되었으면, 일단 OK이다.

아직 이르긴 하지만, 이 단계까지 마스터하면 심신이 모두 꽤 편해지기 때문이다.

이것이 제대로 되었으면,

① '양팔이 무겁다'

② '양다리가 무겁다'
③ '양팔이 따뜻하다'
④ '양다리가 따뜻하다'
의 4가지를 각 10회 전후 반복하고 다시 그 다음에,
⑤ '허리가 따뜻해져서 기분이 좋다'라는 것을 덧붙여 반복한다.

이렇게 해서 양팔·양다리가 무겁고 따뜻한 느낌을 받고, 허리도 따뜻해졌다면, 그 상태를 3~5분간 지속한다. 이것을 행하고 있으면 피부의 온도가 실제로 2도 정도 올라가고 냉증도 나아진다.

끝난 뒤에 2~3회, 눈을 감은 채 심호흡을 하면서 기지개를 편다.

하루에 2~3회씩 매일 계속하는 것이 중요하다.

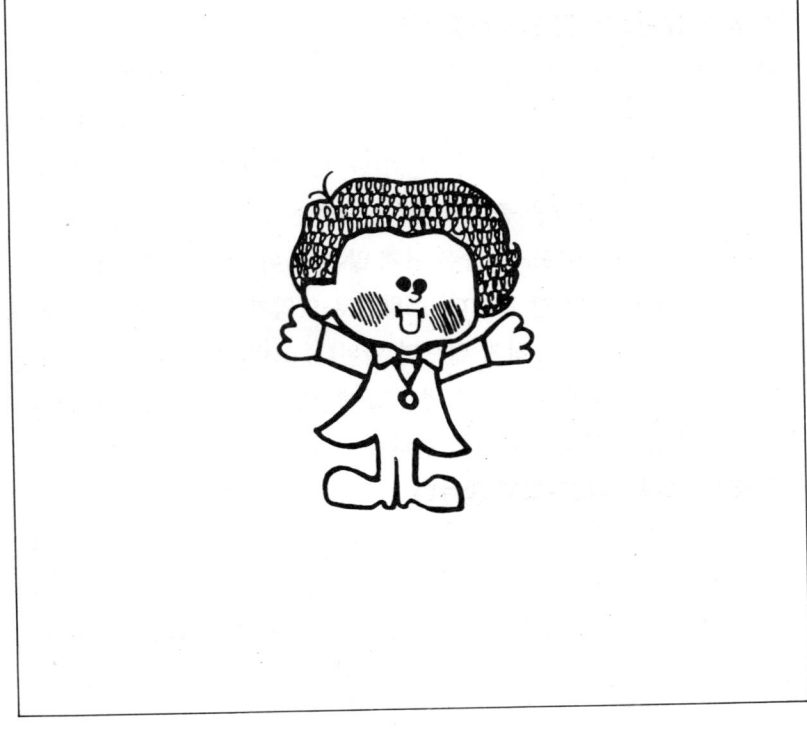

냉증의 치료방법

냉증을 근본부터 퇴치하는 생활대책

 냉증을 고치는 가장 기본은 냉기의 원인을 만들어 온 생활을 근본부터 개선하는 것이다. 극히 보편적인 주의 사항인지도 모르겠지만, 냉증을 고치기 위한 생활법과 마음가짐을 간단히 기술해 두겠다.

1. 영양 밸런스가 맞는 식사를 한다
 냉증인 사람은 아침에 약한 경향을 볼 수 있다. 시간이 촉박했을 때까지 늦잠을 자든가, 식욕이 없다는 이유로 아침식사를 거르게 되는 케이스가 많은 것 같다. 또한 냉증인 사람은 일반적으로 위장이 약하며, 그 때문에 편식이 되거나 영양을 충분히 취할 수 없는 경우도 종종 있다.

 이래서는 아무리 지나도 냉증은 낫지 않는다. 위장이 약하면 역시 식사를 규칙적으로 취해야 할 것이다. 소량으로 영양가가 높게, 게다가 영양 밸런스가 취해진 것으로 하지 않으면 안된다. 그런 다음, 체력을 단련해 가면 몸전체의 기능이 좋아지며 냉증도 개선될 것이다.

 폭음, 폭식도 당연히 삼가해야 한다.

2. 생활리듬을 무너뜨리지 않는다
 우리들 몸의 기능을 자동조절하고 있는 것은 자율신경이다. 낮에는 이 중 교감 신경이 우위가 되어서 몸을 활동적으로 기능시키고, 밤에는 부교감신경이 우위가 되어서 몸에 휴식을 취하게 해서 다음날의 에너르기를 축적하도록 조절하고 있다.

자율신경은 이와 같이 리듬을 가지고 기능하고 있기 때문에 이 리듬을 깨지 않도록 규칙적인 생활을 하는 것이 건강한 생활을 보내기 위한 원칙이 된다. 특히 냉증인 사람은 자율신경의 기능이 원래부터 좋지 않으므로 가능한 생활리듬을 깨지 않도록 해야만 한다. 밤늦도록 앉아있거나, 늦잠을 자거나, 식사시간이 불규칙하게 되는 일은 피하고 규칙적인 생활을 명심하자.

3. 한바탕 땀을 흘려서 몸을 단련시킨다

건강생활을 하는데 있어서 식사와 함께 중요한 것이 몸을 움직이는 일이다.

우리들 현대인은 걷거나 계단을 오르내리거나 몸을 움직이거나 하며 일하는 것이 적어진 탓으로 대개 운동부족에 빠져 있다.

이것이 냉증을 만드는 하나의 원인이 되기도 하기 때문에 가볍게 땀을 흘리는 정도로라도 걷거나 몸을 움직여 주기 바란다. 그것만으로도 전신의 혈액순환이 좋아져서 차가워져 있는 부분의 혈액이 순조롭게 흐르도록 된다. 또한 운동을 하면 자율신경의 기능이 높아지므로 신경의 불균형도 자연히 조절되기 시작할 것이다. 게다가 몸의 근육을 움직이는 일은 심신의 긴장을 푸는 데에도 효과가 있다.

걷거나 몸을 움직이거나 해서 땀을 흘리고, 몸을 단련해 주었으면 한다.

4. 스트레스는 쌓아두지 말고 발산시킨다

정신적인 스트레스는 뇌의 자율신경 중추에 작용해서 자율신경의 기능을 어지럽혀 냉증을 야기시킨다.

그렇게 되지 않도록 스트레스의 원인이 되는 가정이나 직장의 트러블은 일찌감치 손을 써서 심적 부담을 혼자서 짊어지지 않도록 명심한다.

그렇다고는 하나 복잡하게 얽혀 있는 이 세상에 몸을 노출시키지 않으면 안되는 이상, 스트레스를 혼자만 피해서 지나갈 수는 없다. 피하려고 하면 할 수록 결과적으로는 스트레스를 쌓아두게 되어 버리는 것이다.

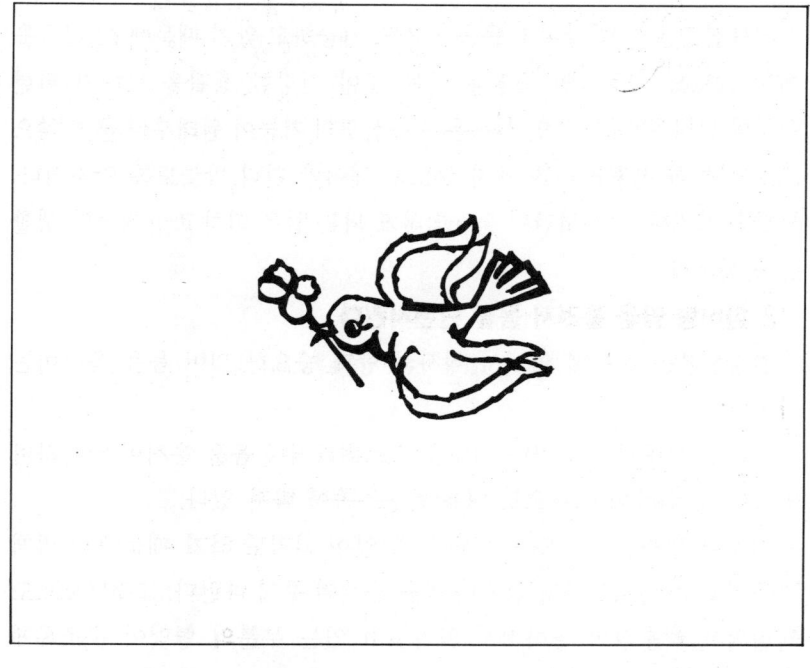

　마음의 부담은 가벼울 때에 제거하고 취미에 몰두하거나 적당한 운동을 해서 싫은 일은 땀과 함께 재빨리 흘려버리도록 하자.

5. 무슨 일이든 적극성을 가진다

　냉증인 사람은 체력이 약한 탓인지 생활이 소극적이 되기 쉽다. 몸이 식어서 감기에 걸리기 쉽기 때문에 될수록 냉기에 닿지 않도록 두꺼운 옷을 입고, 집안에 틀어박혀 버리는 등의 사람을 자주 볼 수 있다.

　쉽게 피곤해지니까라고 하며 될 수 있으면 몸을 움직이지 않고, 가만히 있으면 당연히 운동부족에 빠진다. 다리, 허리가 차가와서 제대로 잠들지 못하고 몸이 피곤하지 않으면 점점 잠들 수 없게 된다. 내일은 내일이고 수면부족으로 몸의 상태가 나쁘기 때문에 하루종일 누워서 지내는 것과 같은 생활을 하면 식욕도 나지 않고 영양이 치우치거나 부족해 버린다. 체력이 악화상태로 치닫는 것이 눈에 보인다.

화지(和紙)를 이용한 냉의 예방법

반지(半紙) 등의 화지(和紙)를 이용해서 이것으로 발을 싸고, 그런 다음 신발을 신는다. 이렇게 해서 신을 신고 외출하면 발의 냉이 잘 방지된다. 양말을 하나 신고 나서 반지로 싸고, 다시 그 위에 또 한 켤레의 양말을 겹쳐 신으면 보다 효과적이다.

허리가 차가운 사람은 허리에 반지를 대고, 그 위에 속옷을 입으면 냉이 방지된다.

냉증인 사람들을 보고 있자면 많든 적든, 이러한 경향을 볼 수 있다. 냉증이나 피로를 두려워하면 이러한 악순환에 빠져버리기 때문에 그것을 퇴치하기 위해서라도 적극적으로 일하거나 몸을 움직이거나 하는 일이 중요하다. 그렇게 하면 피곤해서 푹 잘 수가 있으며 피로도 완전히 풀려 식욕이 나게 될 것이다.

매사에 적극적으로 대처해가는 자세를 가지며, 냉증에 관해서도 자기가 고친다는 적극적인 자세로 치료에 노력해 주었으면 좋겠다. 당신의 마음가짐 여하로 냉증의 치료효과가 크게 좌우될 것이다.

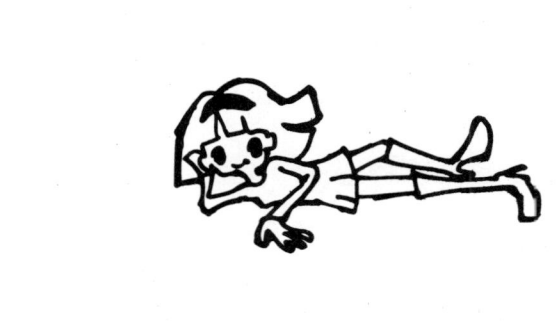

```
┌─────────┐
│ 판  권 │
│ 본  사 │
│ 소  유 │
└─────────┘
```

완벽한
냉증 치료법

2003년 9월 25일 재판
2003년 9월 30일 발행

지은이 / 현대건강연구회
펴낸이 / 최　　상　　일

펴낸곳 / 太乙出版社
서울특별시 강남구 도곡동 959-19
등록 / 1973년 1월 10일 (제4-10호)

ⓒ2001, TAE-EUL publishing Co., printed in Korea
잘못된 책은 구입하신 곳에서 교환해 드립니다.

■ 주문 및 연락처

우편번호 １００-４５６
서울특별시 중구 신당6동 52-107 (동아빌딩 내)
전화 / 2237-5577 팩스 / 2233-6166

ISBN 89-493-0187-3 13510